# はじめに

日本経済新聞の一面に『施設中心の政策ではなく、限りある財源を在宅サービスにシフトする必要がある』という記載があったのが、２０１８年11月。今、日本は世界に類を見ない高齢化社会を迎えようとしています。そして医療費をはじめとした社会保障費の高騰。このため、厚生労働省は、地域の包括的な支援・サービス提供体制（地域包括ケアシステム）という概念を提唱しました。これは高齢者の尊厳の保持と自立生活の支援の目的のもと、公的なサービスだけでなく地域の力を活用しながら、可能な限り、住み慣れた地域で自分らしい生活を最期まで送れるように、地域内でサポートし合うシステムのことです。その実現のためには、介護職や医療関係者などの多職種が連携していく必要があります。

しかし事業所間の連携には課題も多い状況です。電子カルテといったＩＣＴ化も多くの企業がそれぞれのソフトを開発し運営しているため、統一されたリアルタイムな連絡の実現もまだ少し時間がかかりそうです。

こういった時代の中、在宅を支援する専門職には多くの役割が求められています。例えを挙げますと、いないときを考えたケアの知識と技術、地域資源を活用するクリエイティブさや発信力、トレンドに敏感になるアンテナ感度、医療費を削減するアイディア、事業所を超えたチーム医療をまとめるリーダーシップや巻き込み力など、専門職が専門分野のみをしていればいい時代から変化してきている印象すら感じます。

ひと昔前までのリハビリの教育課程では地域リハビリテーションは授業の一環の中で座学として学ぶ程度でした。また評価実習や臨床実習でも病院実習がほぼ100％で、訪問はせいぜい病院の併設している訪問看護ステーションにバイザーの配慮で同行させてもらえる程度でした。なにより地域に目を向けてくれる学生さん自体、希少な存在でした。

しかし、私たちのところへ、ついに『訪問リハビリや通所リハでの実習』が必須課程に組み込まれるという情報が入りました。これはとてもうれしいニュースでした。厚労省は「高齢化の進展に伴う医療需要の増大や地域包括ケアシステムの構築などによりＰＴ、ＯＴに求められる役割や知識が変化している」という文言と共に臨床実習の在り方を見直すとしました。最初は少ない単位数ではありますが、これから徐々に拡大されるものと感じております。

学校で今まで座学中心だったジャンルがいよいよ現場で見て学ぶことになるのですが、在宅と病院では当然、さまざまな状況が違います。まずよく言われるのが場所の違いです。在宅は相手のホームに伺う形になります。サービスを選ぶ権利は患者さんが多くを持つ形になります。身なりはもちろん、言葉遣い、姿勢、知識、成果、はたまた電話した時の対応、全てにおいて相手の期待に添えるものでなかった場合、簡単に担当変更をされてしまうこともあります。（驚くことに在宅では必ずしもベテランが選ばれるというわけではありません。患者さん（利用者様・ご活用者様）に向き合う姿勢や熱意、マナーといった人間性で評価されることも珍しくないのです。）

この本は、今も現場で活躍している専門職、また店舗運営をしている責任者がぜひともこれから地域に実習に行く学生さんや在宅を目指しているという方へ向けて、ぜひ知っておいてほしい情報や役立つノウハウを実際の事例もたくさん混ぜながら作成したものになります。

堅苦しい内容ではないけれど、現場ですぐに役立つ内容として楽しんで学んでいただくことができれば筆者一同、うれしい限りです。

それでは興味を持っていただいた在宅リハビリの世界を楽しんでください！

２０２０年10月

執筆者一同

ＬＥ　在宅・施設　訪問看護リハビリステーション

# 目次

# 第2部　訪問に出る前に知っておくべきこと……51

## 第2章　守れている？　訪問時のマナー……52

# 本書のオススメな使い方

本書は「現役の現場も出ている地域専門職のリアルな話」を意識して作成されています。

**この本を手にしているあなたが、学生の場合。**

病院、訪問看護ステーションでの実習に行く際にぜひ、参考書として活用してください。実際のスタッフの実体験を多く載せているので、きっと役立つはずです。

**あなたが既に国家資格を取得している場合。**

もしも病院から在宅に興味を持たれた方には、学校で習った訪問リハよりリアルな世界がまとまっているはずです。また訪問看護、リハビリに勤めてまだ少しである場合、この本はあなたが現場で出会うリスクの軽減につながると思います。

はじめに制度などの概要を載せています。そして実際に訪問して家に上がる前に押さえておきたい項目をまとめています。実際の事例なども載せていますので参考になるでしょう。

最後は臨床的な項目をまとめています。

この本があなたの学びを深める手助けとなる参考書となれば幸いです。

# 序章

# “訪問”を甘くみてはいけない！

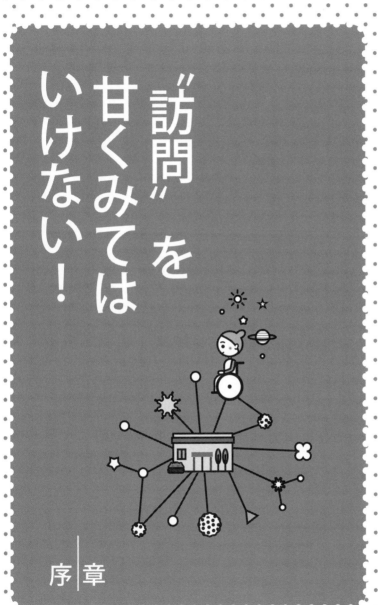

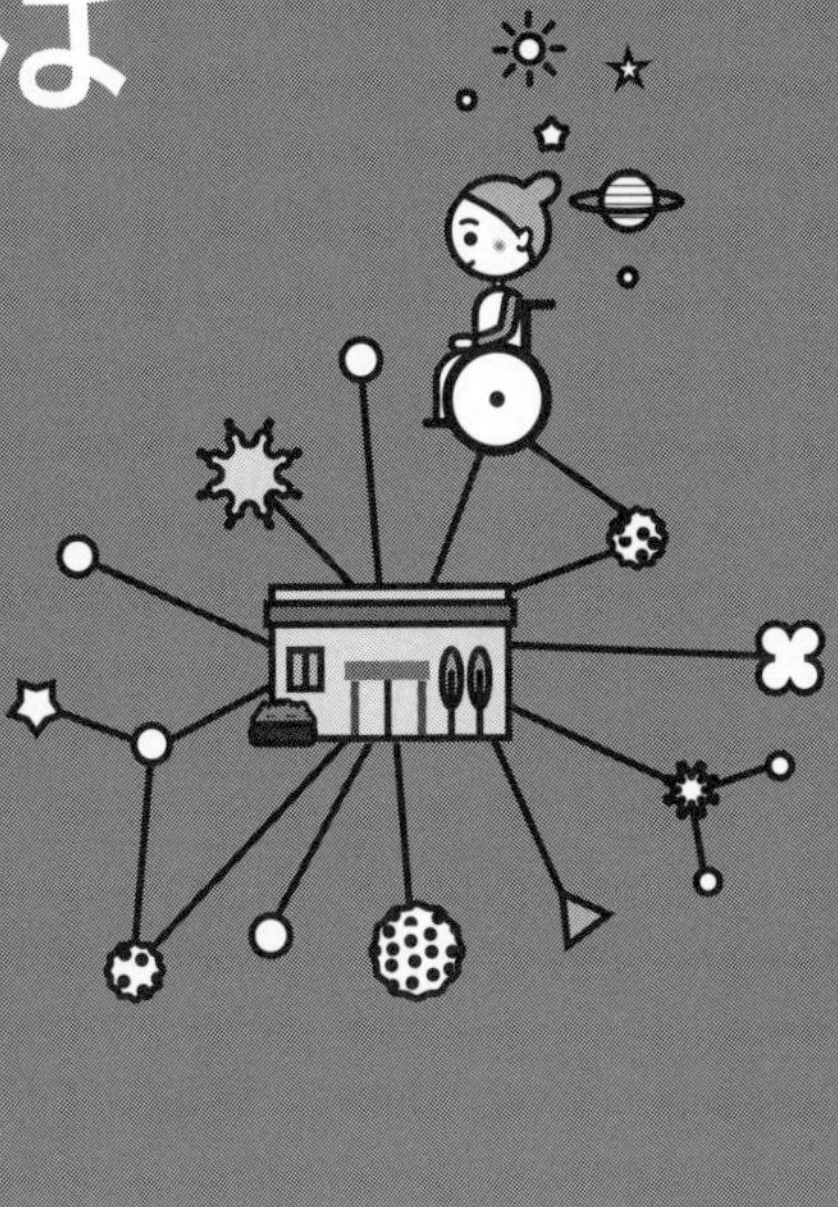

さて各章に入っていきますが、ここで改めて質問です。

皆さんは訪問リハビリに対して『保険制度の理解が必要なの？』『マナーよりも手技があればいいんじゃないの？』『どうせ生活期（維持期）だから変化が少ないんじゃない？』『訪問ってベテランの仕事でしょ？』というイメージを持っていたりしませんか？

この本を手に取るのはこれから訪問リハビリの実習を控える学生さんや若手セラピスト、これから訪問看護に勤めてみたいと考えている方が多いのではないかと思います。

そして、前述のようなことを感じている方も少なくないのではないでしょうか!?

果たして実際はどうなのでしょうか？

全く違います！！

まず私たちはリハビリを実施して診療報酬という形でお金を頂くことになりますが、診療報酬はルールを守ったうえで、はじめて算定することが可能です。保険制度のシステムを知らずして正しい訪問ができているかどうかを知る術はありませんよね？　気づかないうちに違法な訪問をしているかもしれません。スポーツで例えればルールを知らずに試合に臨むようなものです。「知っていた方がいい」ではなく、「知らないといけない」のです。もし今すでに保険制度を理解せずに医療行為をしているのであれば実はとても危険な状態です。

そもそも自分たちの60分のリハビリは、どの様な仕組みの中で診療報酬がどれほどいただけるのでしょうか？　全く無知な状態で運動療法だけ行うだなんて地域では通用しません。そういった報酬への意識が少ないのも、この医療職種特有な印象があります。

知らないといけません。

診療報酬のうちどれだけが自分たちのお給料になり、どれだけが会社の利益になるのか。利益がなければ働きやすい・勉強しやすい環境にはなりません。良質な環境を作れば、自然と良質なケアとして地域の困っている方々に還元することができます。しかし、そんなことは学校の教科書では教えてくれません。

マナーが不十分でも手技だけがしっかりしてれば、リハビリできるでしょ？

それは専門職の驕り以外の何ものでもありません。

私たちが向き合っているのは筋肉でも骨でもありません。『人』です！

人として向き合ってこそ生まれる信頼関係、得られる治癒。看護もその文字の通り、『看て護る』と言います。リハビリテーションもその語源の通り、機能練習だけを指してはないですよね？

「この方の人生にどう関わるのか」「どのような最期を求めていて、何ができるのか」と、より本質的なものを真正面から私たちに問うてくるのが「訪問リハビリ」なのです。

家族の立場になってイメージして下さい。大事な人の命を預けるのに、セラピストの身だしなみがだらしない、挨拶がない、言葉が常にタメ語、更にはあたかも子供言葉で話している、などを見かけたら、気持ちがいいですか？　信頼関係が土台にあっての人と人とのリハビリテーションです。

大切なのは人間性です。

それでもマナーは不要だと思いますか？

ベテランの療法士が必ず好かれるとは限りません。新卒のスタッフの方が信頼して訪問をさせてもらえるなんてことも珍しくないエピソードです。どれだけ目の前の方へ真摯に向き合ってくれているか。ご活用者様（ＬＥ 在宅・施設 訪問看護リハビリステーションでは利用者の方をご活用者様と呼んでいます）の多くの方はあなたの人生の先輩です。訪問先では言動一つで、すぐに見透かされてしまいます。

そしていまだに聞かれたりする、訪問に対するこの２つのイメージ。

『リハなのに看護師的視点って必要なの？』と『訪問ってベテランの仕事でしょ？』

病院の在院日数も削減されてきているので、在宅でもまだ手術後の抜糸をしていないという方

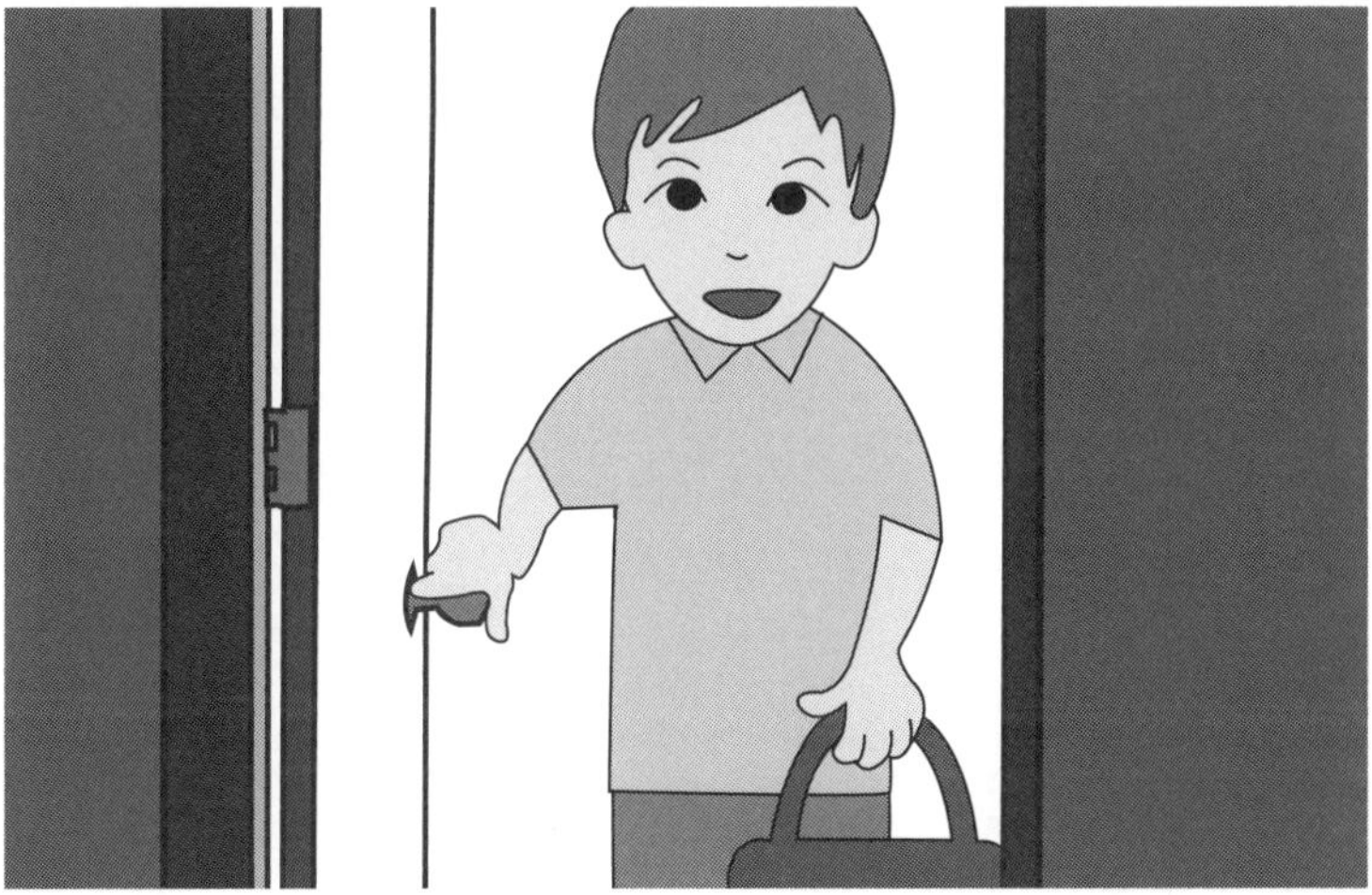

だっています。また高齢なご活用者様は年齢を重ねるとともに様々な疾病を重複して持つこともあります。加齢による身体機能の低下も起きます。自然な現象です。リスク管理を行いながら、目標をもってリハビリを実施する。簡単なことでしょうか？　看護師的なアセスメント力も必要ですよね。

最後に、『訪問ってベテランの仕事でしょ？』というイメージ。

誰が言ったわけでもないですが、なぜか存在するこのイメージ。

ここまで述べてきた通り、今までどれだけ経験してきているかではなく、これから、どれだけご活用者様のために考えて行動できるかが大事なのです。

これらのイメージを変えていけるのも、この書籍を手にしてくれている皆さんなのです。

在宅はとてもクリエイティブな世界です。たくさんの人生があり、たくさんの関わり方が存在します。教科書やマニュアル通りにいかない出来事もあります。

皆さんの熱い想いと柔軟な思考が、地域の課題を解決することができます。

在宅の世界は皆さんの想像するものよりはるかに素晴らしい世界です。

これからお伝えする内容は、すべて連動しています。制度を知り、新規の依頼に対して契約といった事務手続きを経て、最初の訪問となります。

最初の訪問で大事なのは第一印象。きれいな電話応対や立ち居振る舞いができるとかっこいいですよね。

それができれば、しっかりと情報収集をして必要な道具を訪問バッグに詰めて、ドアを開けましょう。

そこにはあなたのリハビリを待っているご活用者様がいます。

リスク管理を行いながら目標を共有してリハビリを行いましょう。

訪問の時間は全てご活用者様のためだけに使うことができます。

一つ一つ、私たちと一緒に確認していきましょう。

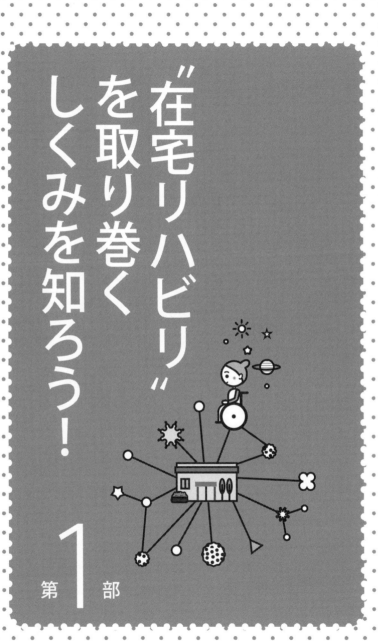

# 第1部

# 〝在宅リハビリ〟を取り巻くしくみを知ろう！

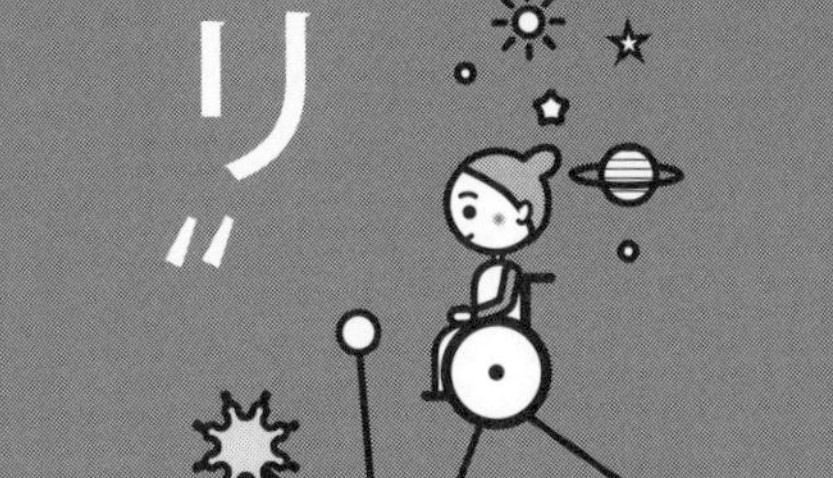

# 第1章 保険制度のしくみと地域包括ケアシステム

## 1　そもそも訪問リハビリって何？

訪問によるリハビリテーションは、開設者や人員配置などの施設基準は異なりますが、医療機関等に併設した「訪問リハビリテーション」と訪問看護の事業所からの「訪問看護による理学療法士等の訪問」があります。

訪問リハビリとは、理学療法士・作業療法士・言語聴覚士が、在宅を訪問し、療養・介護生活を送る方のリハビリを行うサービスです。本人や家族の意思、ライフスタイルを尊重して、心身機能の向上、ＡＤＬ（Activity of Daily Living：日常生活動作）、ＩＡＤＬ（Instrumental Activity of Daily Living：手段的日常生活動作）の向上、ＱＯＬ（Quality of Life：生活の質）が向上できるように予防的支援から看取りまでを支えます。

また本人のみならず、家族の健康状態も把握し、一人ひとりの健康課題を早期に発見し、医師と連携をして病気の発症や重症化を未然に防ぎます。また看護師、歯科医師や薬剤師、ケアマネージャーや福祉用具相談員などの多職種と連携し、状況に応じて他の在宅サービスや福祉用具を取り入れていきます。

## 2 訪問リハビリを受けられる人は？

対象疾患・症状：骨折から脳血管疾患などの疾病から心身の障がいのために、在宅療養生活の支援を必要とする方や終末期ケアを必要とする人。

年齢：乳幼児から高齢者

※主治医が訪問リハビリの必要を認めたすべての人が受けられます。

## 3 利用する保険について

医療保険か介護保険で訪問リハビリを提供しますが、本人の年齢や状態により決まります。

### A 医療保険

**○ 訪問リハビリが利用できる、医療保険が対象の人**

**(1) 40歳未満の人**

**(2) 40歳以上65歳未満の人**

※要支援・要介護の認定を受けていない人

**(3) 65歳以上の人**

※要支援・要介護に該当しない人（介護保険を利用しない方を含む）

【要支援・要介護の認定を受けた人でも医療保険が適用になる人がいる!?】

※① 介護保険における厚生労働大臣が定める疾病等（別表第7）の人

② 症状の悪化などにより特別訪問看護指示期間にある人

☆**介護保険における厚生労働大臣が定める疾病等（別表第7）**☆

（訪問看護は医療保険対応）

① 末期の悪性腫瘍

② 多発性硬化症

③ 重症筋無力症

④ スモン

⑤ 筋萎縮性側索硬化症

⑥ 脊髄小脳変性症
⑦ ハンチントン病
⑧ 進行性筋ジストロフィー症
⑨ パーキンソン病関連疾患（進行性核上性麻痺、大脳皮質基底核変性症、パーキンソン病：ホーエン・ヤールの重症度分類がステージ3以上であって、生活機能障害度がII度またはIII度のものに限る）
⑩ 多系統萎縮症（線条体黒質変性症、オリーブ橋小脳萎縮症、シャイ・ドレーガー症候群）
⑪ プリオン病
⑫ 亜急性硬化性全脳炎
⑬ ライソゾーム病
⑭ 副腎白質ジストロフィー
⑮ 脊髄性筋萎縮症
⑯ 球脊髄性筋萎縮症
⑰ 慢性炎症性脱髄性多発神経炎
⑱ 後天性免疫不全症候群
⑲ 頸髄損傷

40 歳から 64 歳までの方
第 2 号被保険者

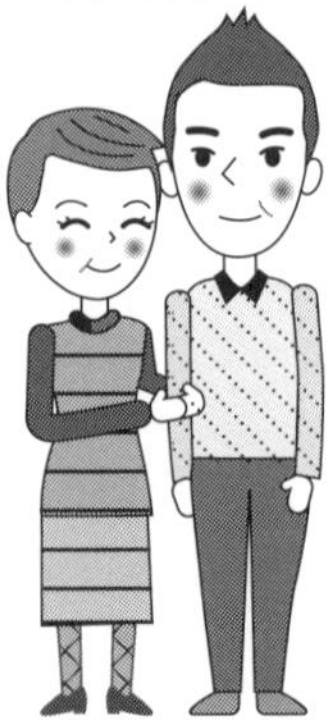

65 歳以上の方
第 1 号被保険者

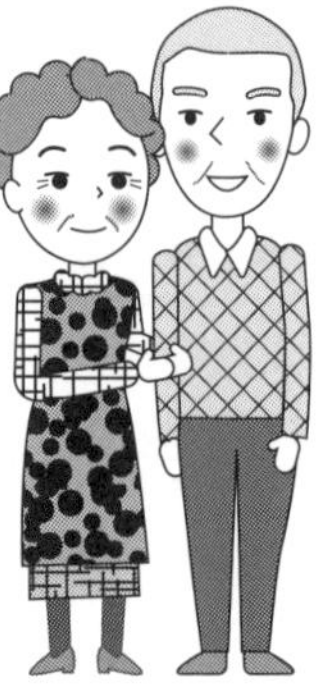

## B 介護保険

### ○ 加入する方

40歳以上の人は、お住いの市区町村が運営する介護保険の加入者となっています。

年齢ごとに、65歳以上の人は、第1号被保険者、40歳以上から64歳までの人は第2号被保険者となります。

訪問リハビリなどの介護サービスを受けるためには、申請をして介護認定を受ける必要があります。

### ○ 訪問リハビリが利用できる、介護保険が対象の人

**(1) 65歳以上の人（介護保険第1号被保険者）**

※要支援・要介護と認定された人

**(2) 40歳以上65歳未満の人（介護保険第2号被保険者）**

※16特定疾病の対象者で、要支援・要介護と認定された

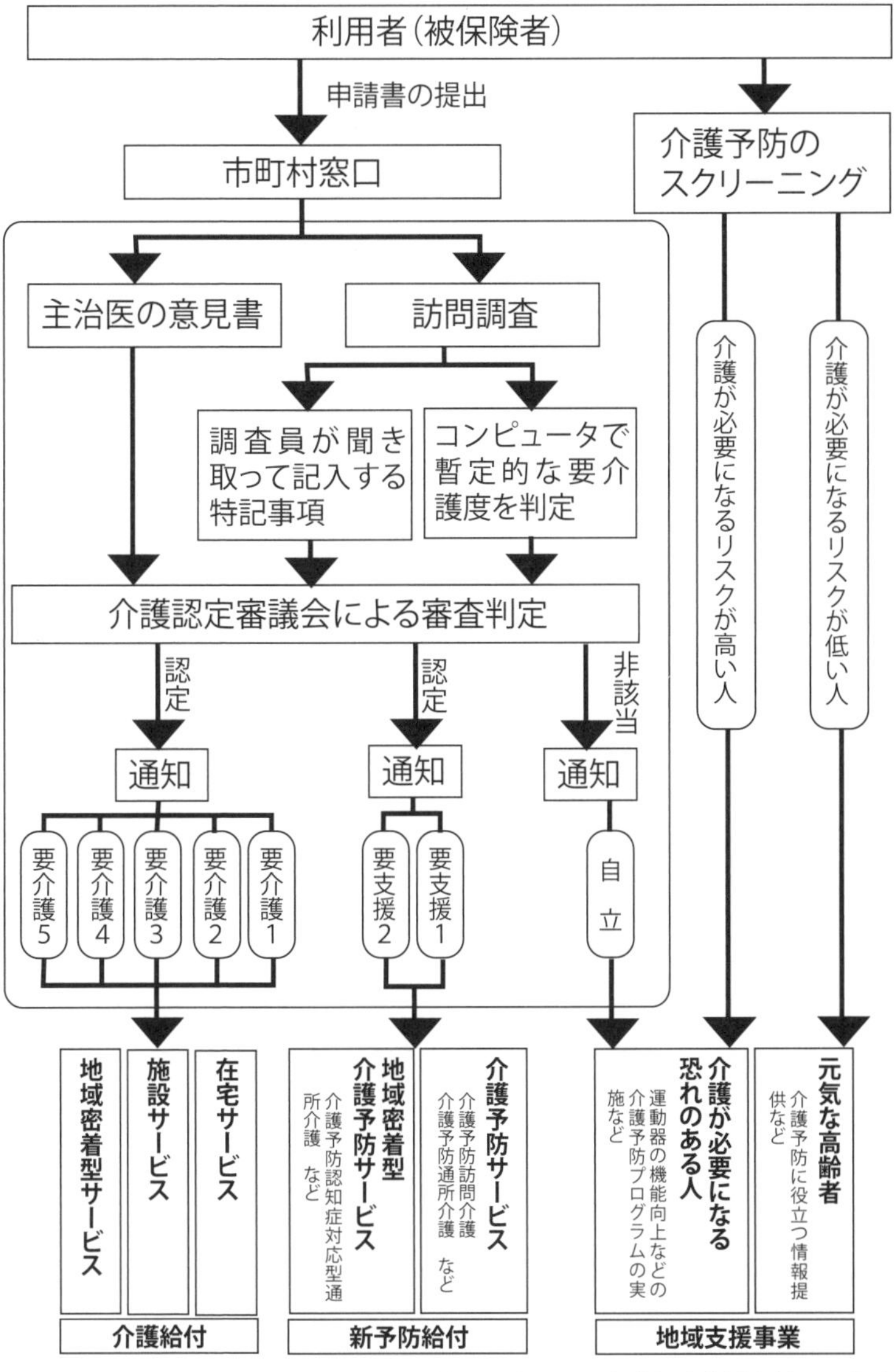


出典：都道府県の地域包括支援センター等で配布される介護保険資料を基に再作成

人

（訪問看護ステーション事業所のみ）

☆**16特定疾病**☆

① がん【がん末期】

（医師が一般に認められている医学的知見に基づき回復の見込みがない状態に至ったと判断したものに限る。）

② 関節リウマチ

③ 筋萎縮性側索硬化症

④ 後縦靱帯骨化症

⑤ 骨折を伴う骨粗鬆症

⑥ 初老期における認知症

⑦ 進行性核上性麻痺、大脳皮質基底核変性症及びパーキンソン病【パーキンソン病関連疾患】

⑧ 脊髄小脳変性症

⑨ 脊柱管狭窄症

⑩ 早老症

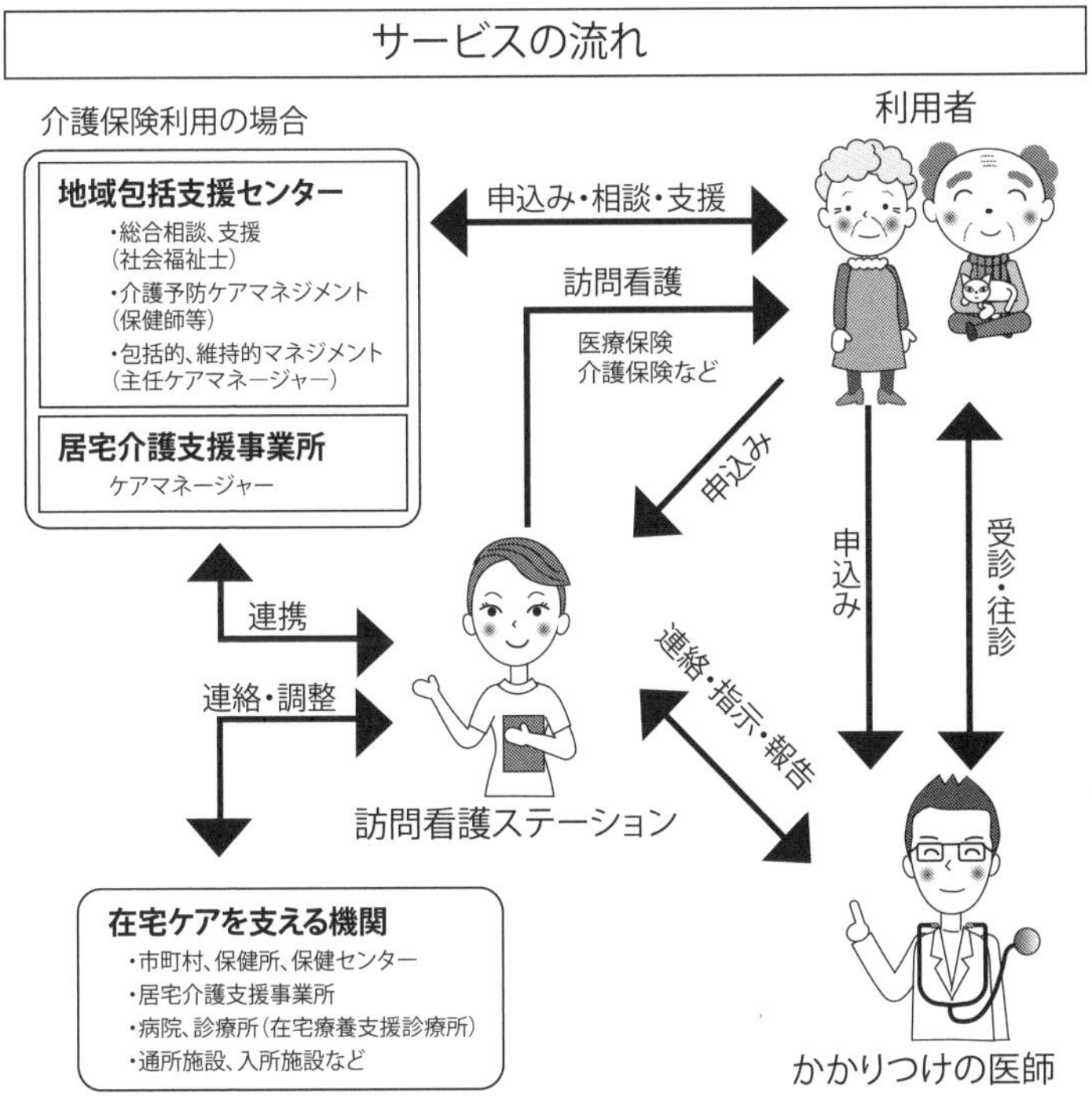


出典：都道府県の地域包括支援センター等で配布される介護保険資料を基に再作成

⑪ 多系統萎縮症
⑫ 糖尿病性神経障害、糖尿病性腎症及び糖尿病性網膜症
⑬ 脳血管疾病
⑭ 閉塞性動脈硬化症
⑮ 慢性閉塞性肺疾患
⑯ 両側の膝関節又は股関節に著しい変形を伴う変形性関節症

**【ここに注意!!】**

要支援・要介護の認定を受けていても医療保険（健康保険など）で訪問看護サービスを利用することがあります。

**（訪問リハビリのみ）**

退院後、通院が困難であり、① 介護保険を利用していない方、② 往診医もしくはかかりつけ医がいる方。

**（訪問看護のみ）**

対象：①介護保険における厚生労働大臣の定める疾病等の方、②状態が悪くなり（急性増悪）、症状が不安定で、頻繁に訪問看護が必要な方、終末期や退院直後に訪問看護が必要な方 （主治医から特別指示が出されている期間利用できます）

## ○ 医療保険、介護保険のサービス（訪問）時間は

### (1) 医療保険

1回のサービス（訪問）時間…1回20分以上（週6回まで）

例外として① 末期の悪性腫瘍の方は算定制限なし、② 退院の日から起算して3ヶ月以内の方は週12回まで、③ 急性増悪時は1日に4回まで

※看護師の場合は1回30分から1時間30分

精神科訪問看護の場合（作業療法士・看護師のみ）…30分未満または30分以上

## (2) 介護保険

1回のサービス（訪問）時間…1回20分以上（リハビリは、週6回120分まで）

※看護師の場合は20分未満、30分未満、30分～1時間未満、1時間～1時間30分未満のいずれかで、回数制限はない。

### ○ 保険の種類によって利用方法が違うのか？

ご本人の保険の種類によって医療保険または介護保険を利用できます。どちらの場合も訪問リハビリの利用に際し、主治医の「訪問リハビリテーション指示書（医療機関等の訪問リハビリテーションの場合）」「訪問看護指示書（訪問看護ステーション事業所の場合）」が必要です。理学療法士などが自宅を訪問して、サービスの説明を行い、療養状況などを判断して、リハビリ内容や必要な回数、利用料などを相談した上で、訪問リハビリを開始します。

### ○ 本人の負担

・介護保険を利用する場合：1～3割負担
・医療保険を利用する場合：1～3割負担

健康保険、国民健康保険、後期高齢者医療保険等の加入保険に負担金割合により決まります。

| | | |
|---|---|---|
| 後期高齢者（75歳以上の方） | | 1割、現役並み所得者の方は3割 |
| 健康保険 | 国民健康保険 | 高齢受給者（70歳～74歳） | 2割、現役並み所得者の方は3割 |
| | | 一般（70歳未満） | 3割（6歳未満は2割） |

## 4　地域包括ケアシステムについて

この章では、私たちが訪問看護・リハビリとして活動するにあたり、「地域包括ケアシステム」を理解しておかなければなりません。

### (1)　地域包括ケアシステムの背景

我が国は、諸外国に例をみない速度で高齢化が進行しています。日本の高齢化率は、平成30年版高齢白書によると、65歳以上の人口は３５１５万人となり、総人口に占める割合が27・7％です。また65歳以上の人口は「団塊の世代」が65歳以上となった平成27（２０１５）年に３３８７万人となり、平成37（２０２５）年には３６７７万人に達すると見込まれています。総人口が減少に転じても、年々高齢化率は上昇を続け、平成77（2065）年には、国民のおよそ約2・6人に1人が65歳以上、約3・9人に1人が75歳以上になると推計されています。

さらに地域包括ケアシステムが求められる背景に①少子高齢化、②要介護（支援）認定者の増加、③単独および高齢者夫婦世帯の増加、④認知症高齢者数の増加、⑤介護の担ぎ手の不足、が挙げられています。

高齢化社会を迎えるにあたり、『地域包括システム』は国が進める政策の柱となるものです。歴史としては、平成17年（2005）年に介護保険改正で初めて「地域包括システム」という用語が使われ、少子高齢化の進行が引き起こすと予測される問題を緩和するために、地域住民の介護や医療に関する相談窓口として「地域包括支援センター」が創設されることになりました。平成23（2011）年の医療・介護の同時改定では、「自治体が地域包括システム推進の義務を担う」とされ、システムの構築が義務化されました。

平成27（2015）年の医療・介護の同時改定では、地域包括ケアシステムの構築に向けた在宅医療と介護の連携推進、地域ケア会議の推進、「介護予防・日常生活支援総合事業」の創設などが取り入れられました。

## ⑵　地域包括システムの概要

あなたは「地域包括ケアシステム」という言葉を聞いて何を思い浮かべますか？　可能な限り住み慣れた地域や在宅で日常生活を送りたいと望む人が多いでしょう。地域で医療や介護を必要とする方を支援していくためには、家族や地域の医療機関、介護事業所が連携し、状況に応じて助け合う必要があります。そこで、『住まい』を中心に『医療』『介護』『生活支援』『予防』の5つのサービスが一体的に提供できるケア体制を構築しようすることを地域包括ケアシステムと言います。

## ⑶　地域包括システムの5つの構成要素（住まい・医療・介護・予防・生活支援）

○住まいと住まい方

生活の基盤として必要な住まいが整備され、本人の希望と経済力に沿った住まい方が確保されていることが地域包括ケアシステムの前提となります。周囲のサポートは必要ですが、高齢者のプライバシーや人間としての尊厳が守られた住環境を実現する必要があります。

○**医療・介護・予防**

個々の抱える課題に合わせて「医療・看護」「介護・リハビリテーション」「保健・予防」を専門職によって提供します。ケアマネジメントに基づき、必要に応じて生活支援と一体的に提供されます。

## ○生活支援

心身の能力低下、経済的理由、家族関係の変化などの要因があっても、尊厳のある生活を継続できるように生活支援を行います。生活支援の中には、食事の準備などのサービス化できる支援から、地域住民の声かけや見守りなども含みます。

## ○本人・家族の選択と心構え

「住まいと住まい方」「生活支援」「医療」「介護」「予防」の5つの構成要素に含まれませんが、地域包括ケアシステムを支えていく要素はあります。それは、在宅生活を選択することを、本人と家族が理解し、心構えを持つことです。

生活の基盤となる「住まい」「生活支援」をそれぞれ、植木鉢、土と捉え、それぞれ必要な専門的なサービスである「医療」「介護」「予防」を植物と捉えています。植木鉢・土のないところ

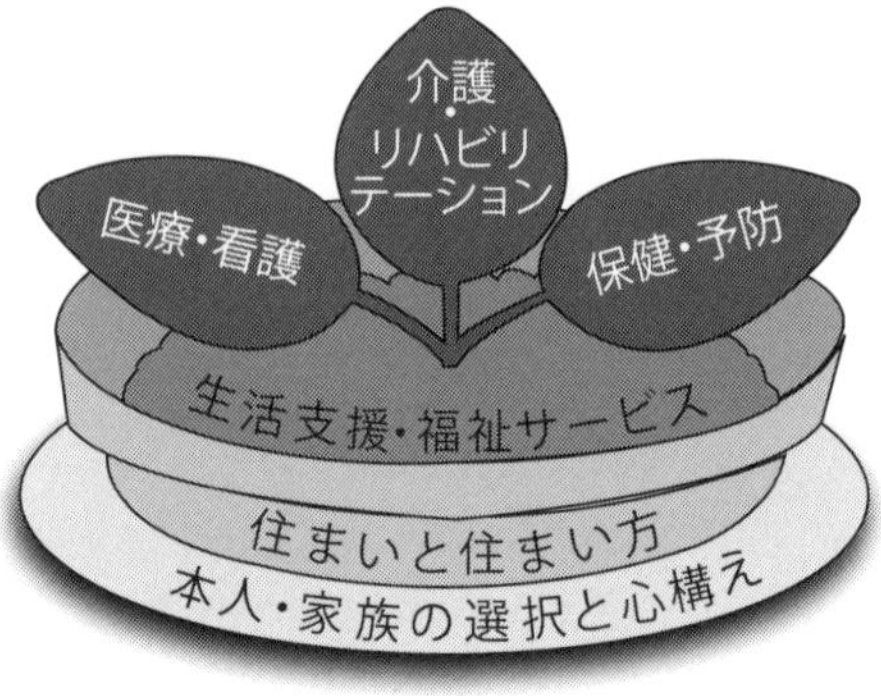


出典：平成25年3月　地域包括ケア研究会報告書より

に植物を植えても育たないのと同様に、地域包括システムは、対象である方のプライバシーと尊厳が十分に守られた「住まい」が提供され、安定した日常生活を送るために「生活支援・福祉サービス」があることが基本要素となります。このような養分を含んだ土があることで、専門職による「医療・介護」「介護・リハビリテーション」「保健・予防」が効果的な役割を果たすものと考えられます。

### (4) 自助・互助・共助・公助から見る地域包括ケアシステム

地域包括ケアシステムを構築する上で、各地域の自治体による地域力が必要不可欠となります。

そもそも地域包括ケアシステムは、対象の方だけではなく、その地域に住む住民が求めることや地域における課題を把握し、行政だけではなく、企業やボランティア団体等が協力し合い、課題に対して解決に向けて地域の自主性を重んじた取り組みをしていかなければなりません。

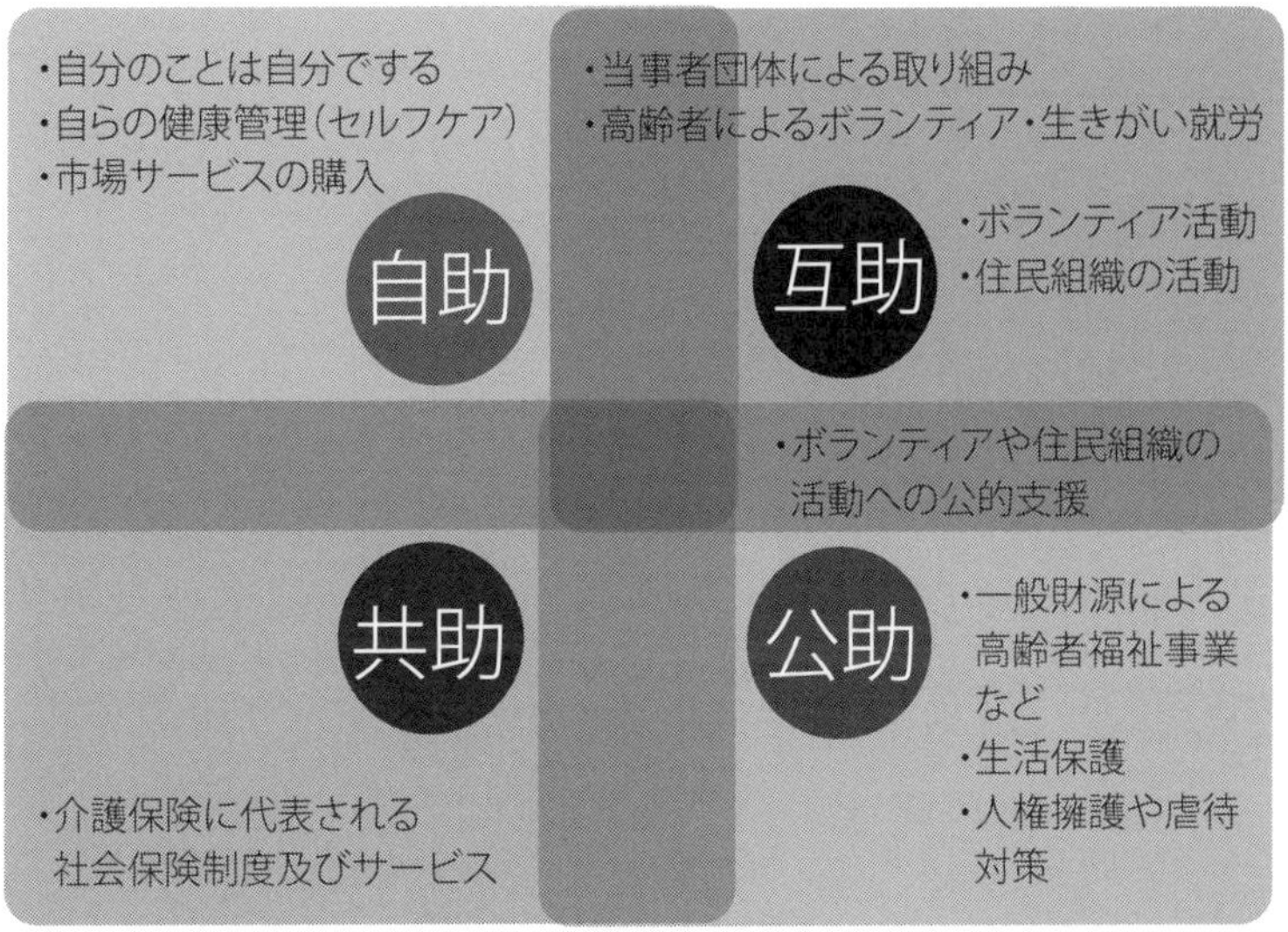


出典：平成 27 年度　老人保健事業推進費等補助金　老人保健健康増進等事業〈地域包括ケア研究会〉地域包括ケアシステムと地域マネジメント p.8）

またこれらの取り組みを進める上で、「自助」「互助」・「共助」「公助」の４つの資源を組み合わせて活用していくことを理解しておかなくてはなりません。

**○「自助」**

自分の力で住み慣れた地域で暮らすために、介護予防活動に取り組んだり、健康維持のために検診を受けたり、病気のおそれがある際には受診を行うといった、自発的に生活課題を解決する力のこと。

**○「互助」**

家族、友人、クラブ活動の仲間など、個人的な関係性を持つ人間同士が助け合い、それぞれが抱える生活課題を、お互いが解決し合う力。また、それらの活動を発展させると、地域住民やＮＰＯ（非営利団体）

などによる、ボランティア活動やシステム化された支援活動のこと。

○**「共助」**

制度化された、相互扶助。社会保険制度、医療や年金、介護保険が該当する。

○**「公助」**

自助・互助・共助でも支えることができない問題に対して、最終的に対応する制度。

《費用負担による区分》

「公助」は税による公の負担、「共助」は介護保険などリスクを共有する仲間（被保険者）の負担であり、「自助」は「自分のことを自分でする」こと以外に、自費による市場サービスの購入も含まれます。これに対して「互助」は相互に支え合っているという意味で「共助」と共通点はあるものの、費用負担が制度的に裏付けされていない自発的なものであり、主に地域の住民やボランティアという形で支えられています。

## (5) 地域包括ケアシステムを構築するためのプロセス

市区町村では、２０２５年に向けて。３年おきの介護保険事業所計画の策定・実施を通じて、地域の自主性や主体性に基づき、地域の特性に応じた地域包括ケアシステムを構築していきます。

## (6) 地域包括支援センターについて

### ○ 地域包括支援センターとは

「地域住民の心身の健康の保持と生活の安定のために必要な援助を行うことにより、地域住民の保健医療の向上と福祉の増進を包括的に支援することを目的とする施設」（介護保険法第115条の46）として、包括的支援事業等を地域において一体的に実施する役割を補う中核的機関として設置されています。

### ○ 業務内容

主に高齢者や家族の総合相談窓口として、必要なサービスに繋げていく支援をすることや要支援の方や高齢者の介護予防ケアマネジメント、権利擁護、地域のネットワークづくり、高齢者虐待防止において虐待の通報を受け付ける窓口など、多彩な役割を果たすことを目的に創設されました。

・包括的支援事業

① 介護予防ケアマネジメント

介護予防などのケアプランの作成など

②　総合相談・支援
住民の多種多様な相談を幅広く受け付けて、様々な支援を実施
③　権利擁護
成年後見制度の活用促進、高齢者虐待への対応等
④　包括的・継続的ケアマネジメント支援
・地域ケア会議などを通じた自立支援型ケアマネジメントの支援
・ケアマネージャーへの日常的な個別指導や相談
・支援困難事例などの指導や助言

**○　設置主体・職員体制**
・設置主体
市町村や市町村から委託を受けた法人（在宅介護支援センターの設置者、社会福祉法人、医療法人、公益法人、ＮＰＯ法人、その他市町村が適当と認める法人）
・職員体制
保健師、社会福祉士、主任介護支援専門員等
人員配置基準は、１号被保険者数３０００～６０００人に対して、保健師、社会福祉士、主任

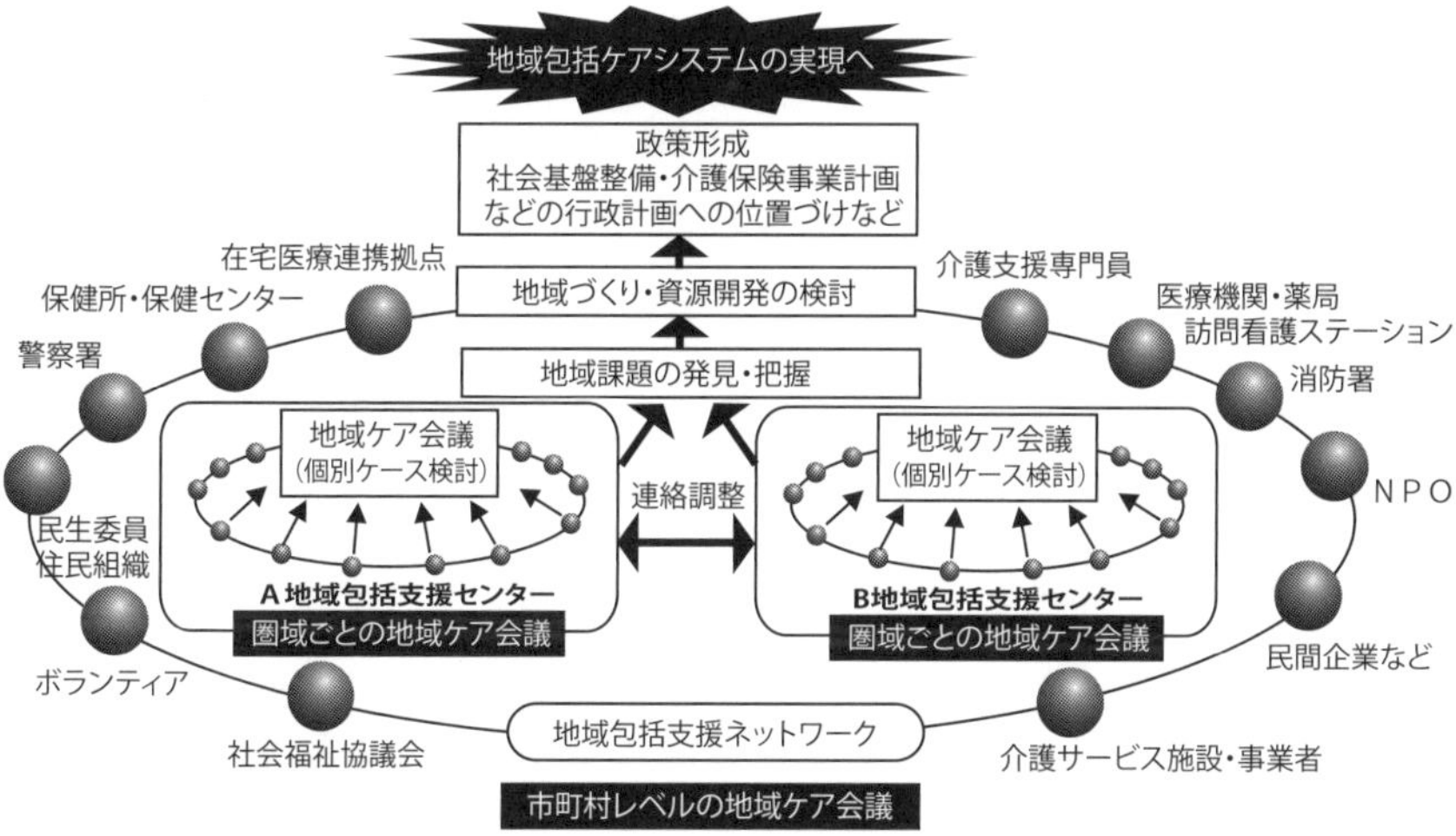


出典：地域包括ケアの実現に向けた　地域ケア会議実践事例集
平成26年3月　厚生労働省老健局　p17

介護支援専門員等が各1名

## (7)　地域ケア会議について

### ○　地域ケア会議とは

地域包括ケアシステムの実現のため、地域の課題に沿って、地域資源をどのように構築していくべきか、課題を把握し、解決していく手段を導き出すための会議です。地域包括支援センターが開催し、多職種で話し合う場を設け、問題を解決するために話し合います。

### ○　地域ケア会議の内容

ケアマネジメントを進めて行く上で、個別事例から、地域全体での課題解決が必要な事柄を挙げます。

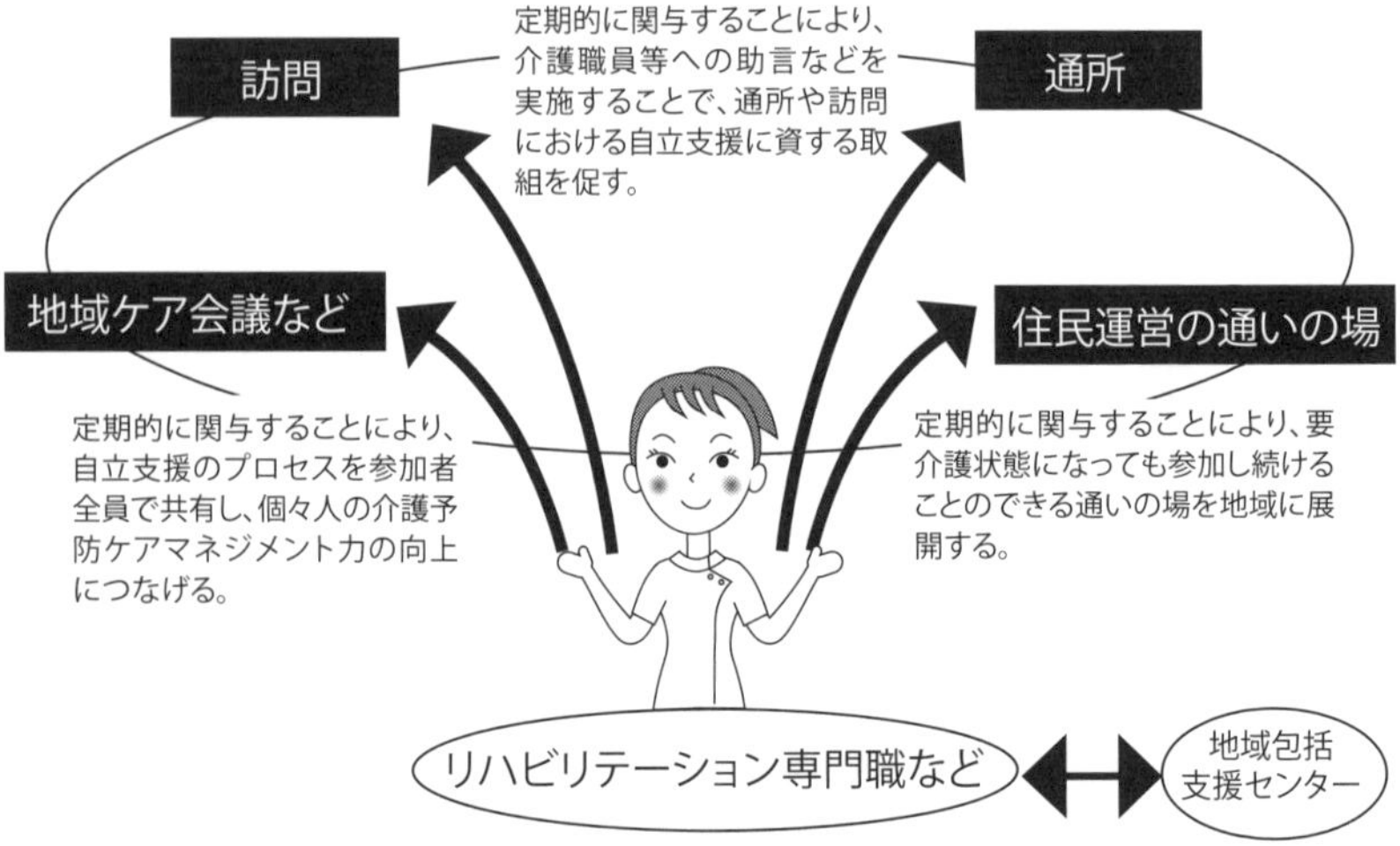

訪問
通所
定期的に関与することにより、介護職員等への助言などを実施することで、通所や訪問における自立支援に資する取組を促す。
地域ケア会議など
住民運営の通いの場
定期的に関与することにより、自立支援のプロセスを参加者全員で共有し、個々人の介護予防ケアマネジメント力の向上につなげる。
定期的に関与することにより、要介護状態になっても参加し続けることのできる通いの場を地域に展開する。
リハビリテーション専門職など
地域包括支援センター

リハビリテーション専門職等などは、通所、訪問、地域ケア会議、サービス担当者会議、住民運営の通いの場などの介護予防の取組を地域包括支援センターと連携しながら総合的に支援する。

出典：平成27年度　地域づくりによる介護予防推進支援事業
第1回都道府県介護予防担当者・アドバイザー合同会議 (H27.5.19)
資料3-5

## (8) 地域で働くリハビリ職

地域包括ケアシステムをより地域に根付かせるために、私たちに何が求められて、何ができるのか、答えはひとつとは限らず、活動の範囲は幅広く、多岐にわたります。これからは地域住民が互いに支え合い、人々が住み慣れた地域で、その人らしく暮らしていくことを大切に、リハビリの観点から支援する「地域リハビリテーション」活動が重要となります。

リハビリテーションは障害の予防や改善、生活の再構築、そして地域社会における自立生活の安定化、QOL維持・向上を目指すと共に、これからは、社会参加を支援することで、「どのように年老いても、障害があっても住み慣れたところで、その人らしく暮らし、自立した社会的存在であること」を大切にする役割（地域リハビリテーション）を担うことが必要になります。

① 体力測定会・体操教室

地域住民に対して、定期的に体力測定や体操教室を実施しています。目的としては、健康に対する意識を向上させること、身体を動かすことにより、体力の増進、転倒予防が挙げられます。また参加することで、参加者同士、地域包括支援センター職員のコミュニケーションの場としても活用されています。

② 認知症サポート養成講座

## ◯ 認知症サポート養成講座とは

認知症に対する正しい知識と理解を持ち、地域で認知症の人やその家族に対してできる範囲で手助けする「認知症サポーター」を全国で養成することを目的とした講座です。

## ◯ 認知症サポート養成講座の講師として

地域の住民や訪問介護・看護事業所の職員、小学生～高校生など老若男女を対象に認知症サポー

## 体力測定会、体操教室のようす

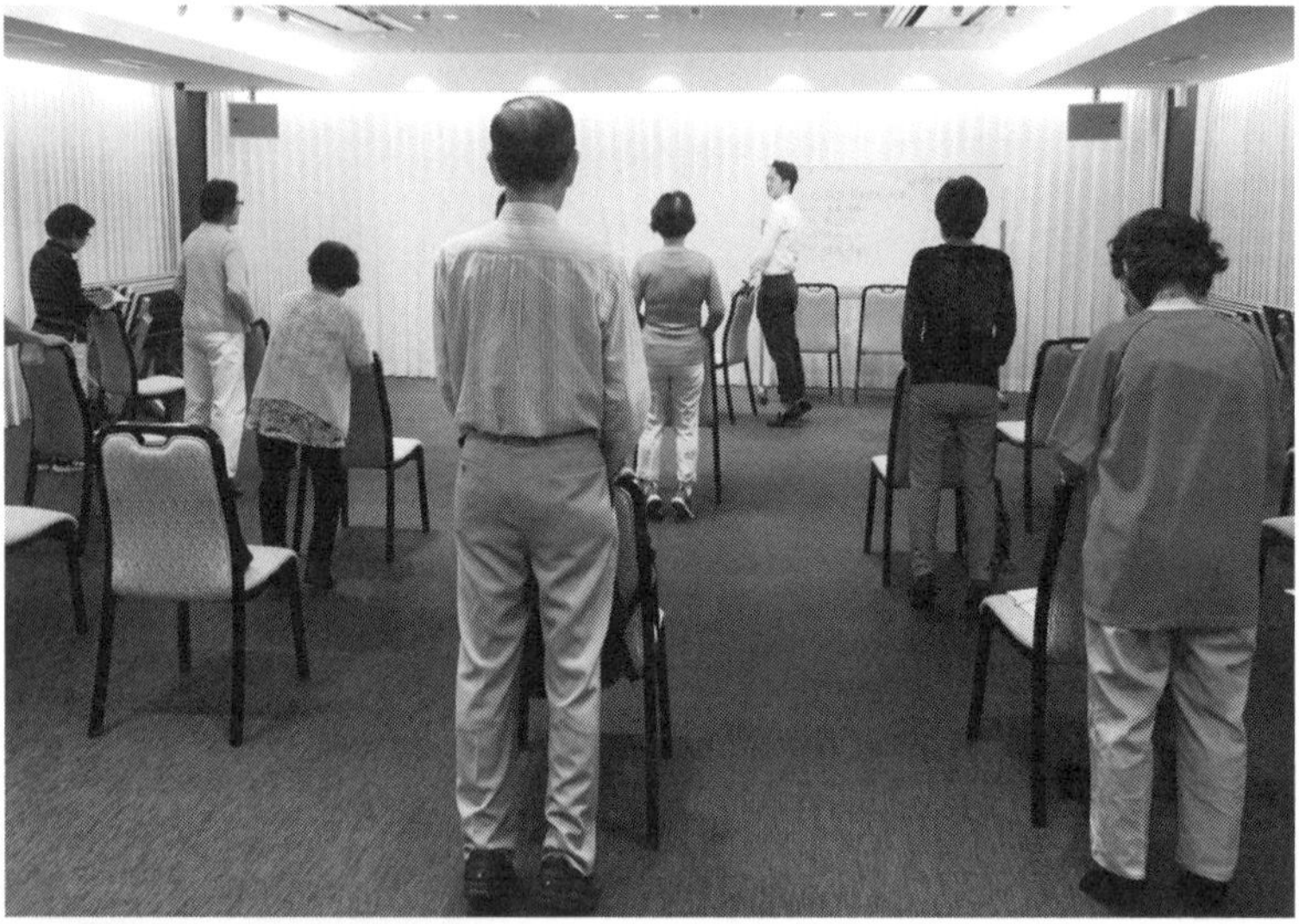

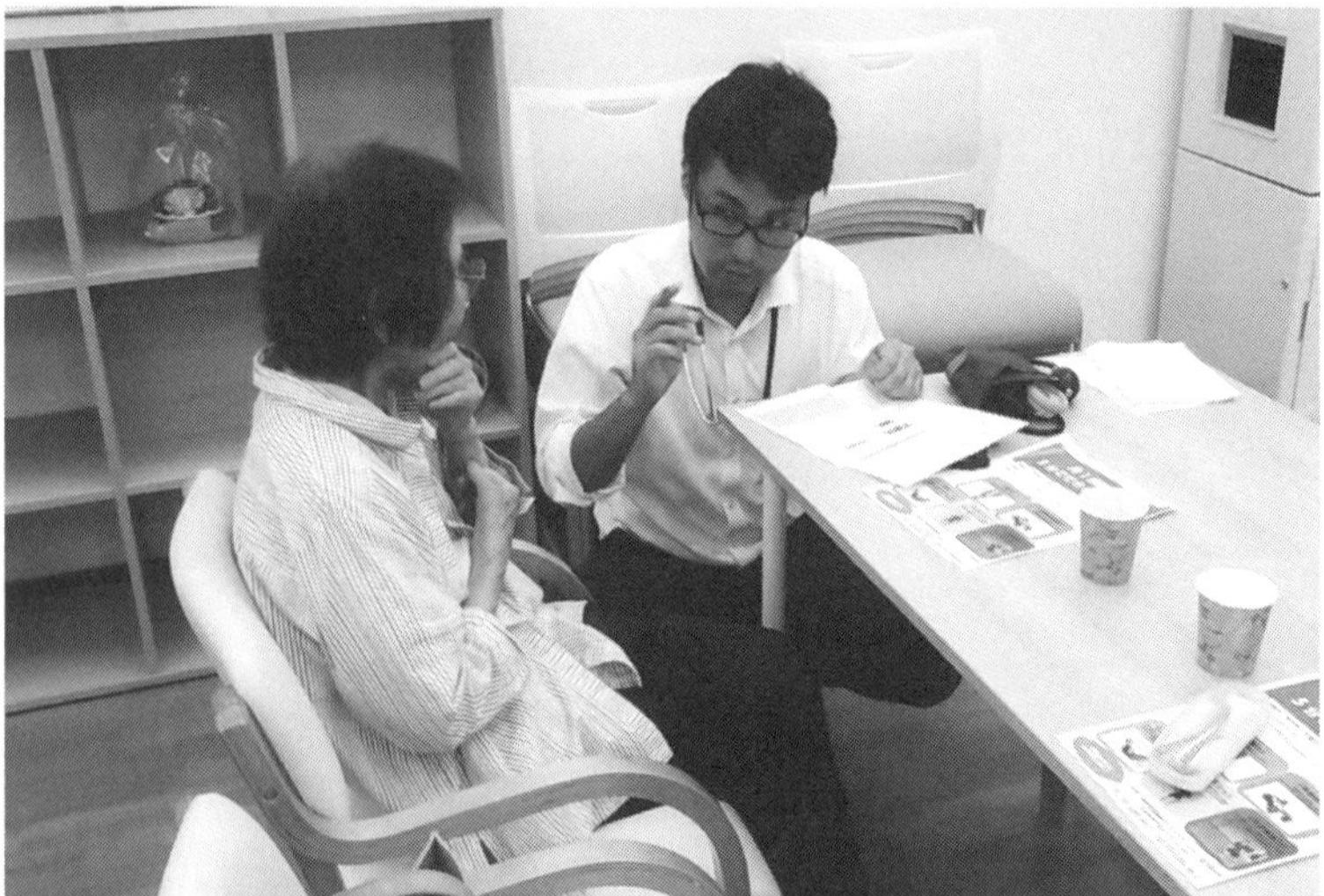

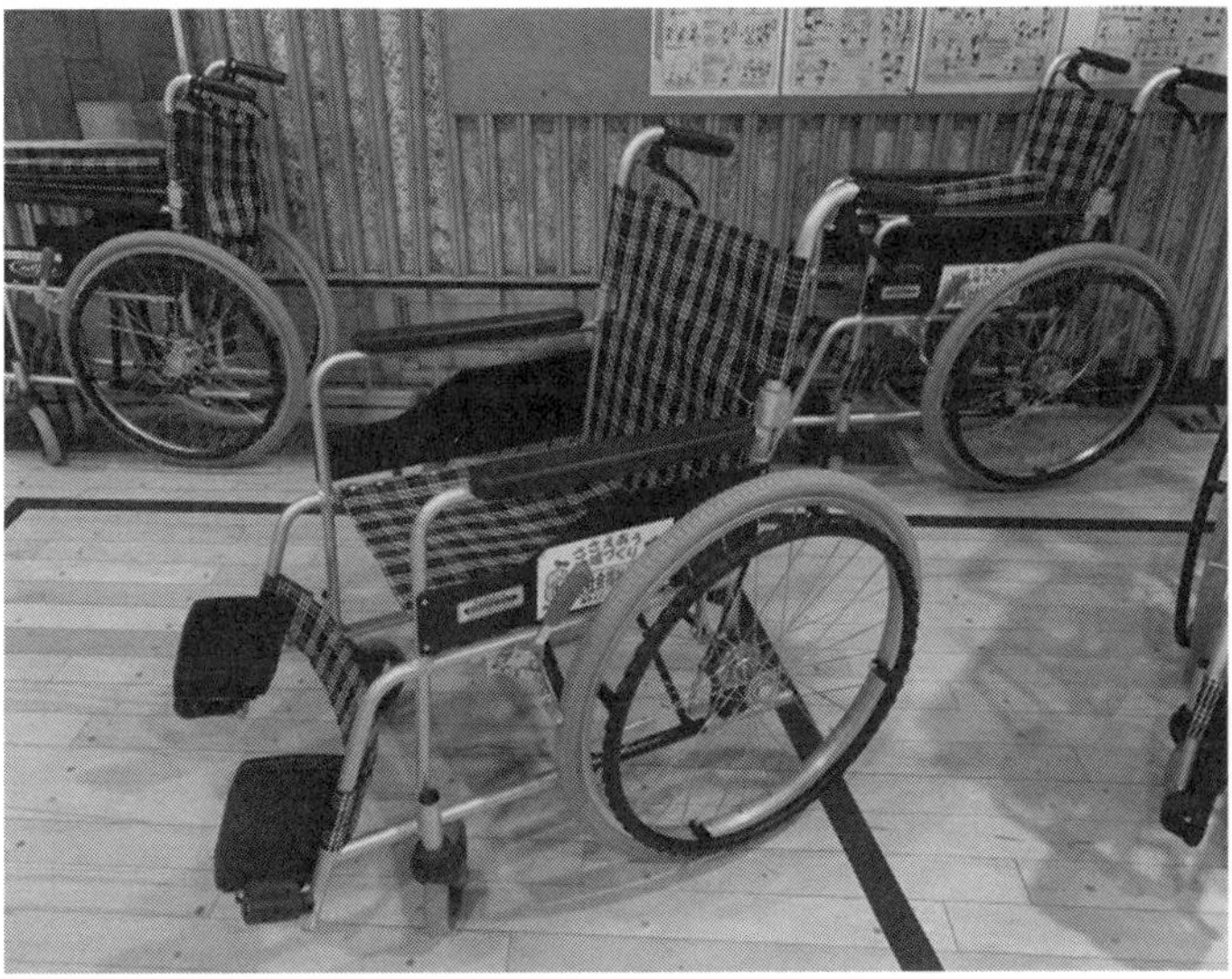

ター養成講座を行います。

目的は、「認知症を理解し、できる範囲で認知症の方をサポートできるようになる。」として、私たち訪問看護事業所や地域包括支援センター、居宅介護支援事業所の職員が講師をします。

○ **何をするのか**

1　認知症に関する講義
2　車椅子の乗車、車椅子の介助体験
3　白杖とアイマスク体験
4　高齢者模擬体験セット（身体に錘や姿勢矯正する）を装着体験

○ **狙い**

受講をした方からは、「認知症の辛さがわかった」「目の見えない人の気持ちがわかった」「車椅子を押すのが大変」と、体験・経験することで、普段からの生活で行動に起こしてもらうことが狙

## 勉強会のようす

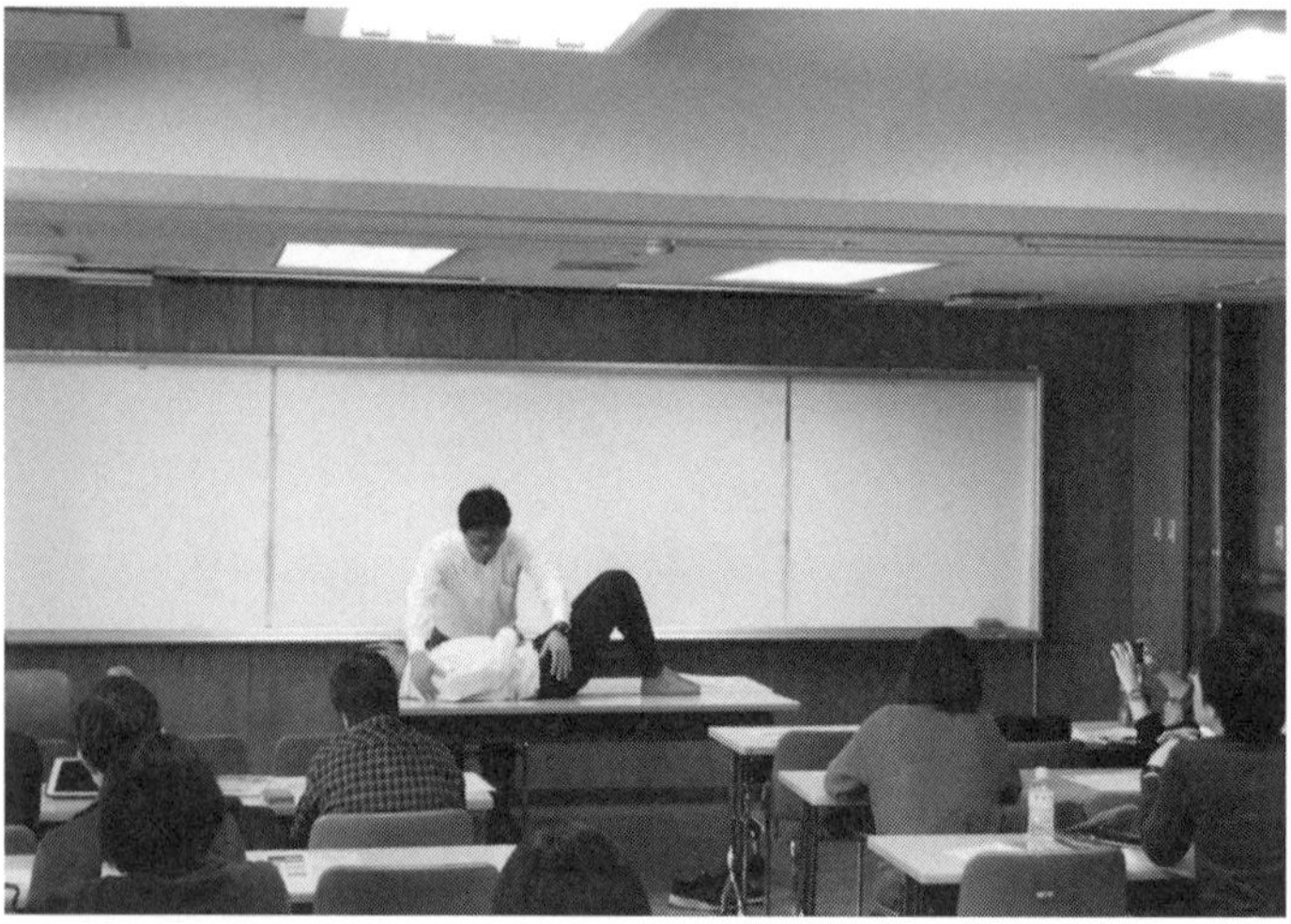

いとしてあります。

地域で認知症の方や身体の不自由な方を手助けすることで、明るい街づくりに繋がればと考え活動しています。

③　勉強会

ケママネージャーや訪問介護事業所のヘルパーの方に、「褥瘡《じょくそう》」「ポジショニング」「栄養」など、看護師、理学療法士や管理栄養士が講師となり、勉強会を主催します。

④　イベント活動

地域のイベントに参加することで、地域住民との交流を図るのはもちろんですが、イベントに参加することで、訪問のご活用者様に「あなたがいるなら行ってみようかな」という気持ちが生まれたり、ご活用者様のご家族が一緒に参加したりなど、社会参加への活動・

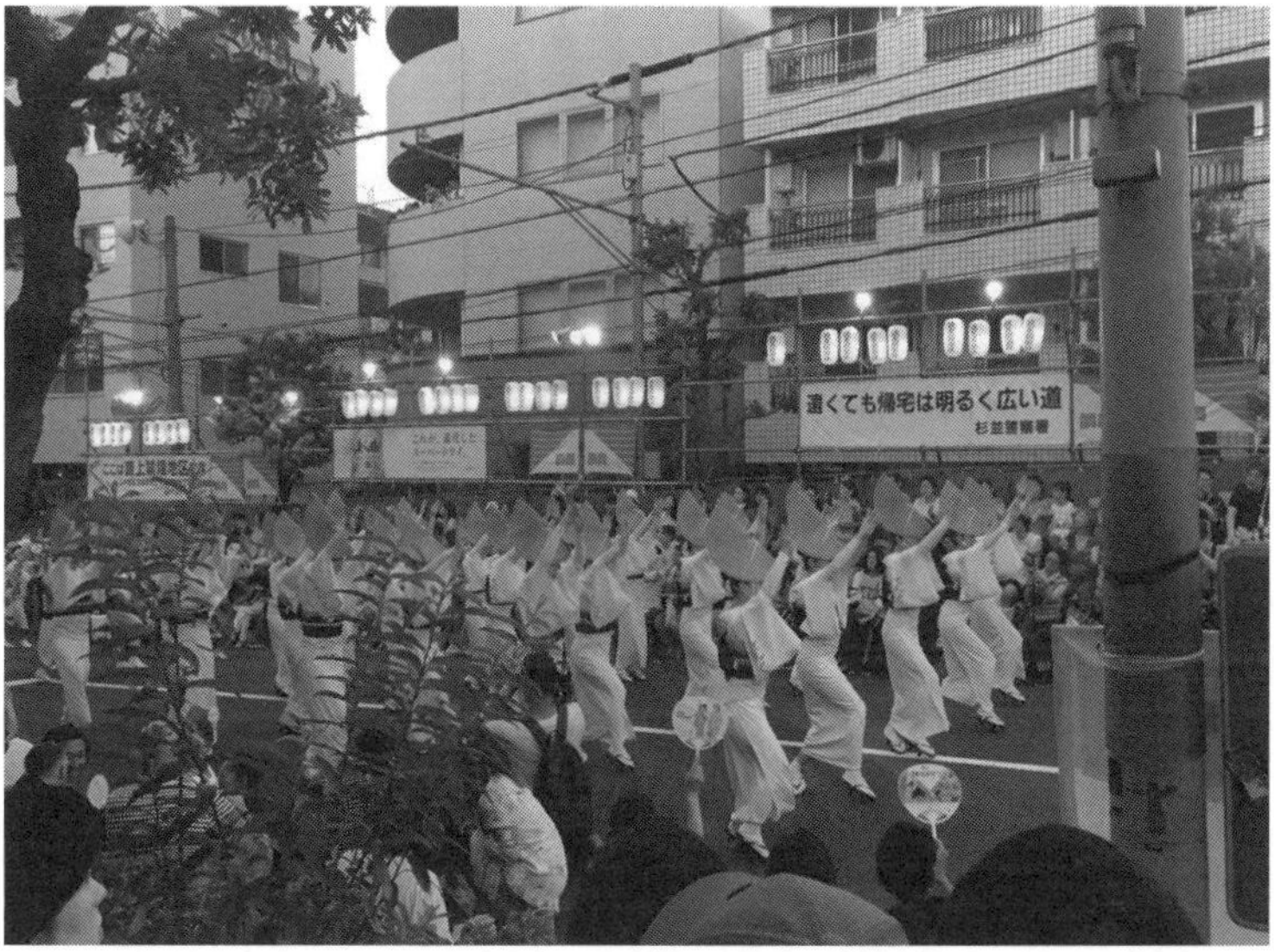


貢献に繋がっていきます。

例）

高円寺阿波踊りのボランティア

　日本三大阿波踊りのひとつ「東京高円寺阿波踊り」にボランティアとして参加しました。二日間で踊り手1万人、観客100万人が集まる地域最大のイベントです。

　ボランティアの内容は、チラシ配りや踊り手の給水場所の管理を行いました。居宅介護支援事業所で働くケアマネージャーが踊り手をしていたり、ボランティアに参加している人は、地域の住民や大学生など様々です。

## 地域包括ケアシステムのイメージ

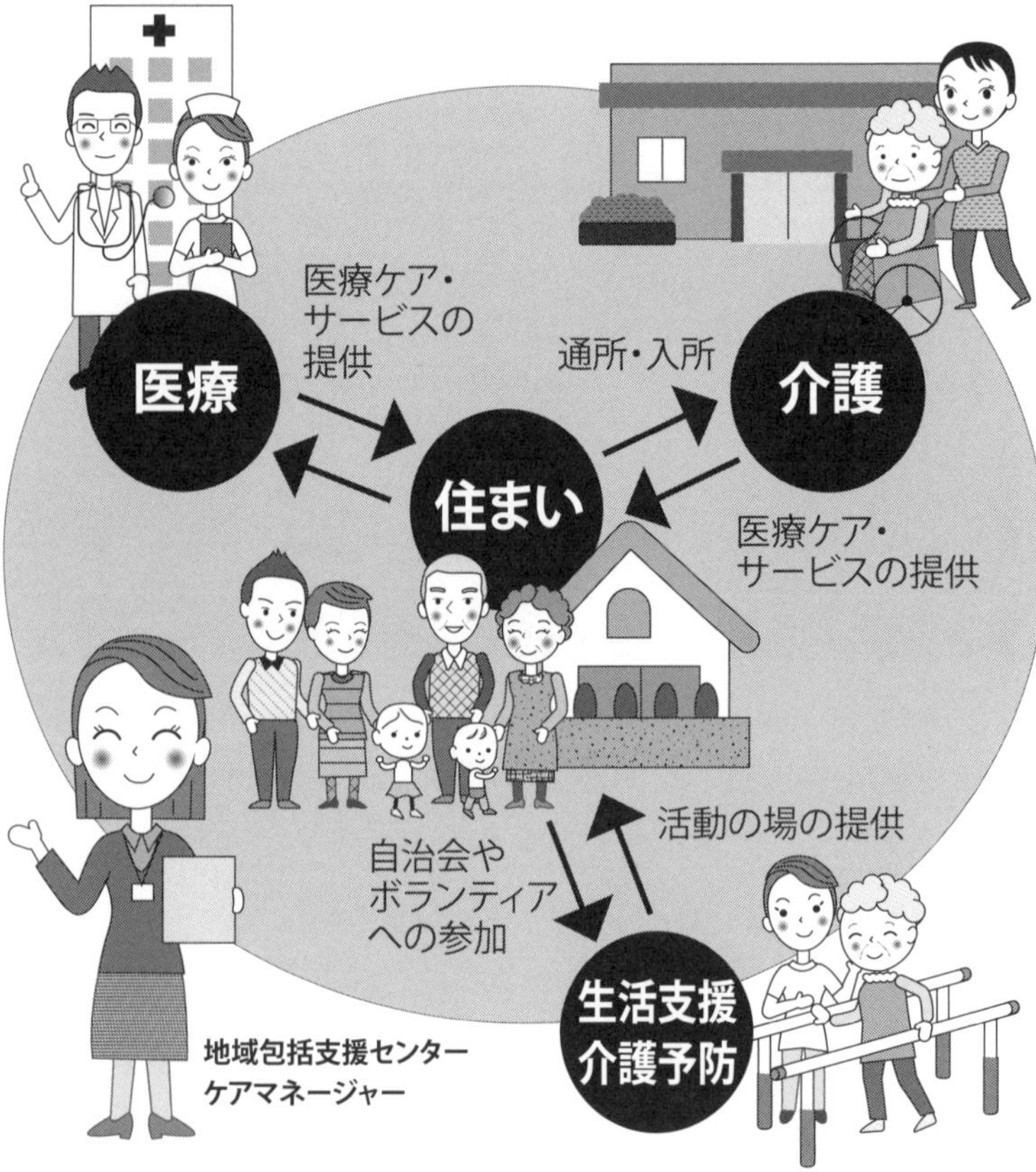


住まいを中心に、介護、医療、生活支援・介護予防が関連している。
その住まいに住む人を、地域包括支援センターや居宅介護支援事業所のケアマネージャーが支援している。

コラム

**栄養士からみた在宅リハビリ①**

## ◎ 地域包括、啓発活動について

地域の管理栄養士として活動を始めてからの間、訪問管理栄養士という存在があまり知られていないことを実感しています。

栄養に関するテーマの地域ケア会議に参加した時のことです。参加しているケアマネージャー様が栄養に関しての話を講師から聞いた後に「訪問してくれる栄養士がいればよいのに」と発言されました。このケアマネージャー様は地域ケア会議に参加していただいたことで、訪問管理栄養士という存在を知っていただけましたが、なかなか知っていただく機会がないように思えます。ケアマネージャー様や地域包括、地域住民の方に訪問管理栄養士の存在をお伝えしていくことが、自らの活動の場を広げるためにも必要です。

地域包括にご挨拶に行き、地域で活動をしていることをお伝えすることで、仕事の依頼をいただけることもあります。特に依頼いただくものが介護予防教室など地域の方向けの講演依頼です。講演する内容は様々で、暑い季節ですと熱中症予防や夏バテ対策のような内容が多いです。そのほかにもフレイル予防や、不足しやすい栄養素についてなど様々な栄養についての講演依頼をいただいて活動しています。

地域で講演を行うときには必ず、地域で活動している管理栄養士で訪問もしていることをお伝えします。地域の方とお話をすると、参加してくださる方は健康や栄養への意欲が高く、多くの質問をいただきます。自身の体調のことからテレビでやっていた健康情報が自分にあっているのかなど、その内容は様々です。地域の方々も興味や疑問があるのになかなか聞く機会がないという現状があります。このような方のためにも地域での活動は大切です。

管理栄養士がいることを知っていても、実際に管理栄養士は何をしているのか、何ができるのかまではわからず、質問をいただくことも多いです。管理栄養士の介入というと栄養指導のイメージが強いと思いますが、料理をしない人に対してはあまり意味がないと考えていた方にお会いしたことがあります。ですが自分で買い物をする方であれば、よく買い物をしている場所で買うことができるものをお伝えしたり、売っているものを組み合わせて、一日分の献立として紹介することもできます。このようにお伝えしたところ、訪問する管理栄養士へのイメージを変えていただけて、相談を受けるようになったこともあります。

地域包括システムのひとつとして活動するためには地域で管理栄養士がいることだけでなく、何ができるのか、どのような活動をしているのか知っていただくことから始めなければ活動する場を与えられないことを実感しながら活動を続けています。

# 第2部

# 訪問に出る前に知っておくべきこと

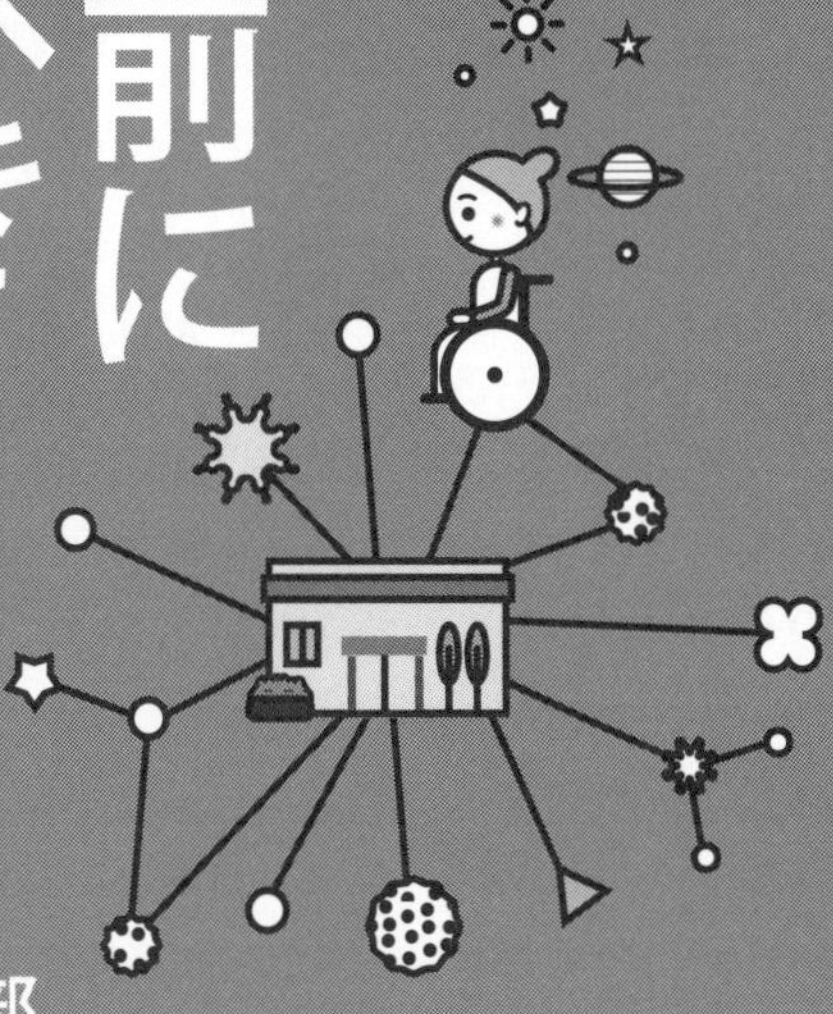

# 第2章 守れている？訪問時のマナー

みなさん、訪問時のマナーと言われて何を想像しますか？

私たち、訪問看護・リハビリは病院と異なり、相手の自宅や施設居住空間といったパーソナルスペースに立ち入ることになります。また他の事業所と一緒に仕事をすることになります。当然専門職スキルがいくら優れていても、礼節やビジネスマナーができていなければ選ばれなくなります。地域専門職として必要な能力の一つがマナーなのです。

まずは最初に、以下の質問に対する回答を考えてみてください

① 身だしなみに注意してと言われました。どの辺に注意しますか？

② 連携先のクリニックから電話がかかってきました。電話を取ってからの第一声は何と言いますか？

③ 相手が名刺を出してきました。あなたはどんな素振りと順番で対応しますか？

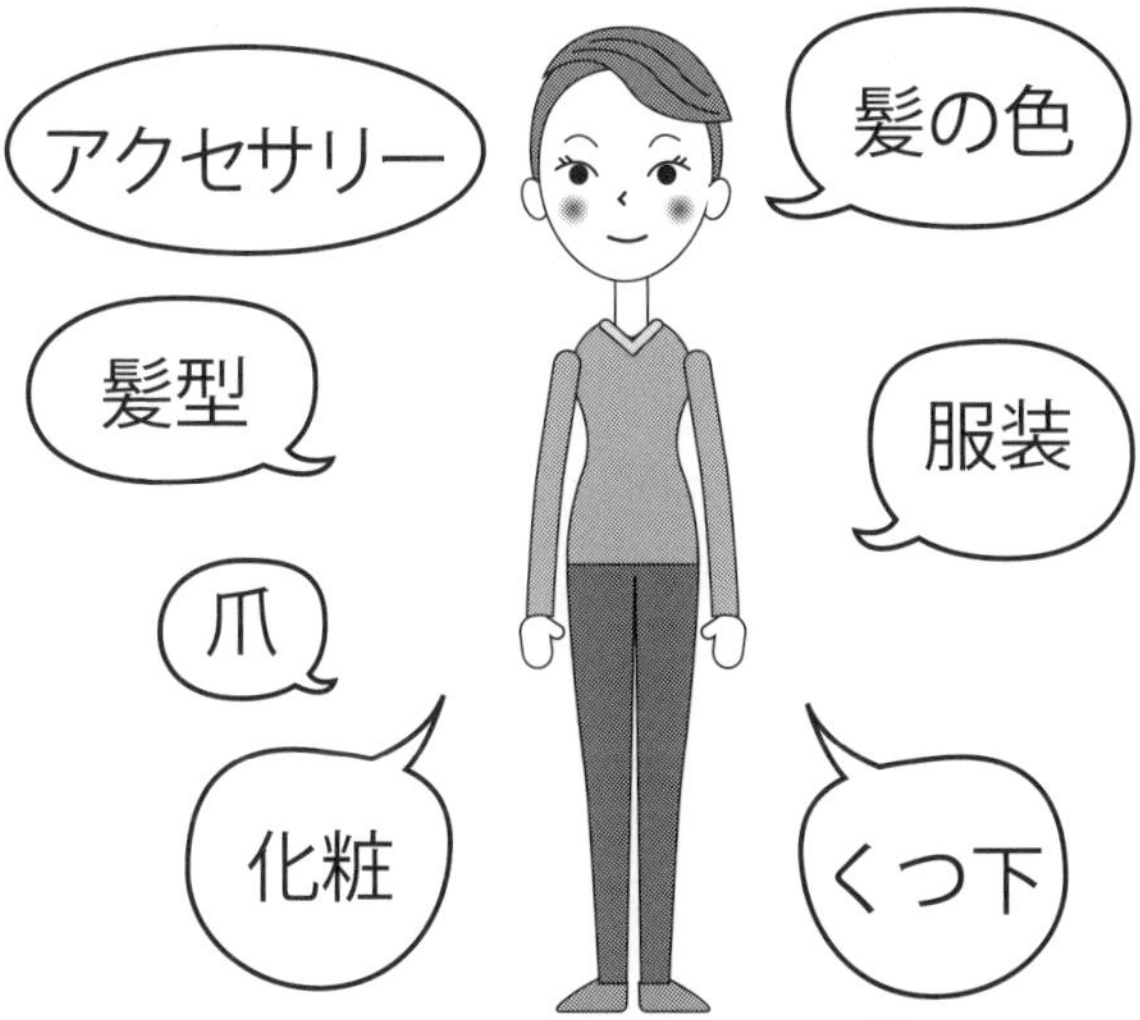
アクセサリー
髪の色
髪型
服装
爪
化粧
くつ下

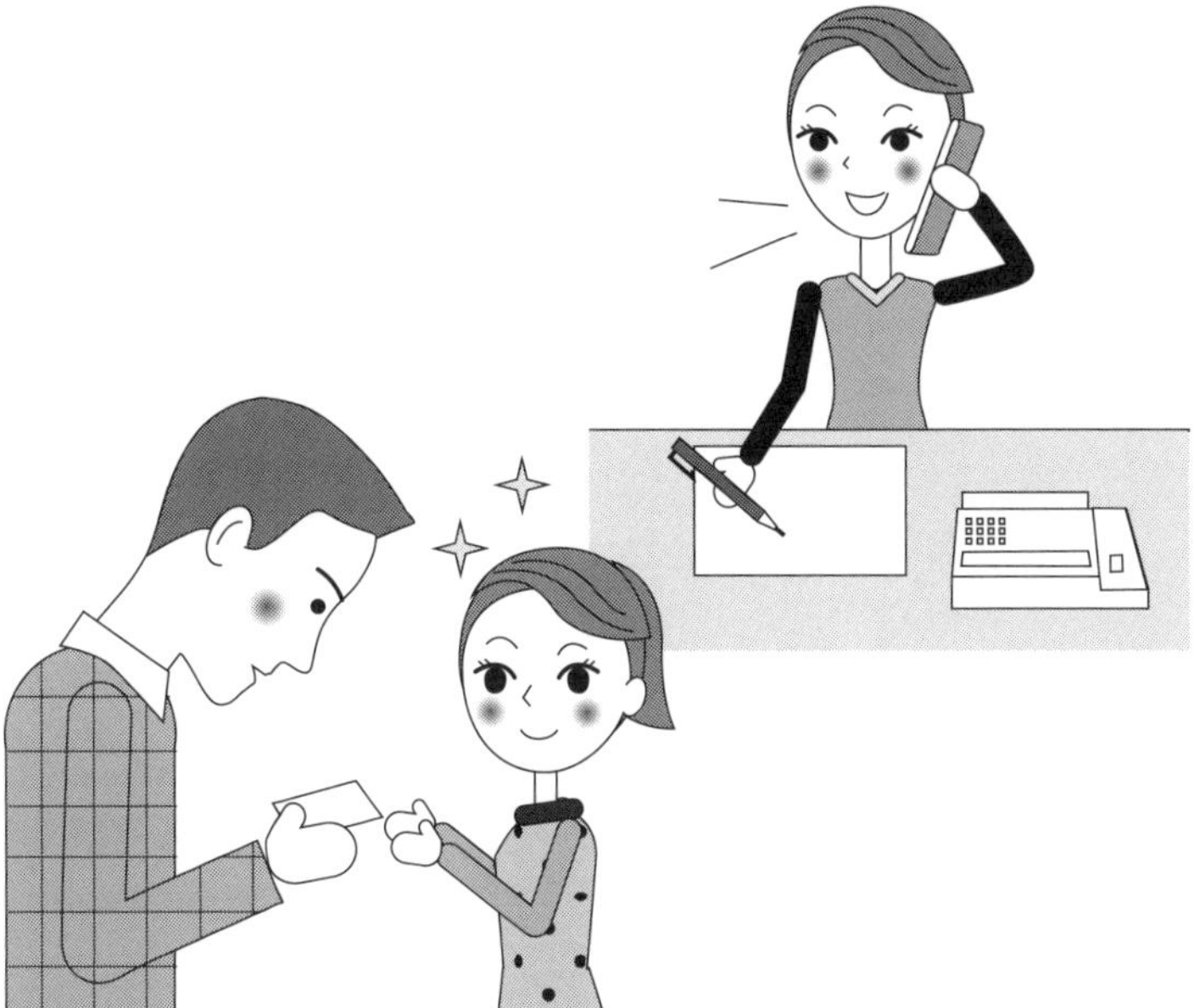

これらのマナーはとても大切です。

## 1 より一層注意が必要な訪問リハビリ

それでは改めて、イメージしてみてください。

自分の家に入ってくる人の身なりが汚かったり、だらしない恰好だったら、どう感じますか？　また大事な人のリハビリを行う人の言葉遣いが乱れていたり、礼節が乱れていたら、その人にずっと来てほしいと思えますか？

病院では相手は「患者」で私たちサイドは「医療提供者」という関係性だという事もあります。また「リハビリの先生」と呼ばれたりすることもあり、そのような環境がずっと続くと、場合によっては、年上の方にもついフランクに接しすぎてしまうこともあるかもしれません。

訪問リハビリでは相手の家（ホーム）に私たちが入らせていただくことになります。そこで礼儀・接遇ができていないと、それだけで断られてしまうことも、よくある話です。

しかし、学校ではマナーに関する授業があるという話はほとんど聞きません。

この章では、前半は私たちの訪問看護ステーションが気を付けていることを紹介します。訪問時に意識していただくこととして参考にしてください。

そして後半は実際に起きたマナーに関するレポートを一部紹介します。教科書的なマナーだけではないことでも、指摘されてしまうことがあるという事を学んでいただけると思います。そして最後は実際のご活用者様の貴重な生の声をもとに、リアルなマナー感覚に関して学んでみてください。

## 2　基本的なマナー項目

### (1)　挨拶のマナー

明るく元気な声で挨拶をすると、相手の心にも伝わるのはもちろん、自分の気持ちも晴れやかになります。より良い人間関係を築くためにも明るく元気な挨拶をしましょう。

〈ポイント〉

①　挨拶は先に先に

↓相手から声を掛けられる前に自分から挨拶しましょう。

②　挨拶は立ち止まって相手の目（顔）を見て

↓ながらで挨拶するのではなく、きちんと相手を意識した挨拶を心掛けましょう。

③　挨拶は心の鏡

↓相手の態度はいつも自分がとってきた態度です。心のある挨拶を心掛けましょう。

## (2) 言葉の使い方

話をするときに大事なのは相手の立場に立つ心です。

〈ポイント〉

① 電話の出方

↓「お電話ありがとうございます。『事業所名○○』の『名前○○』でございます」

② 相手が名前（事業所）を名乗ったら

↓必ず、「いつもお世話になっております」

③ 相手を待たせるとき

↓「ちょっとお待ちください」ではなく「少々お待ちください」です。

④ 電話を切る時

↓静かに切ります。強く受話器を置くことは相手を不快にし、失礼な行為です。

## (3) 美しいお辞儀

なおざりなお辞儀はあなた自身はもちろん、他スタッフ、所属事業所に対しても悪印象になり

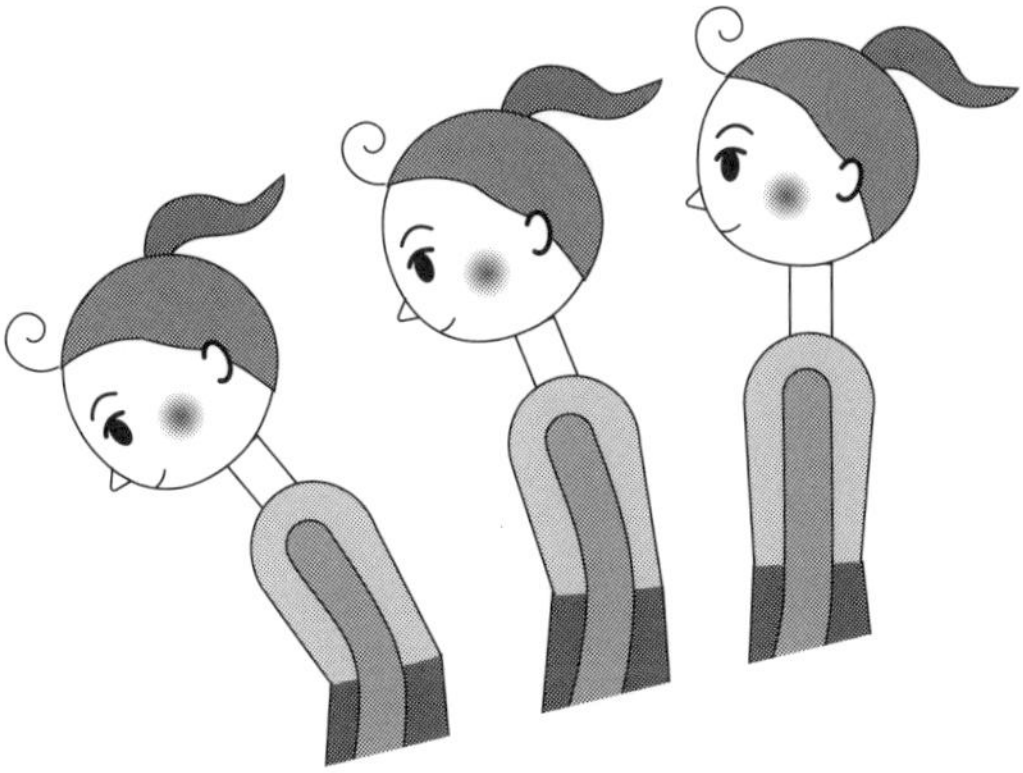

ます。

① 相手の目を見る
② 明るい声と笑顔
③ 一呼吸止めて、ゆっくりと
④ 相手の目を見る

## (4) 名刺の受け渡し

私たちは他の病院や事業所の方々と一緒に仕事をするので、名刺交換が必要な場面が多くあります。初回の訪問時は、担当させていただく方に挨拶をする際にも名刺を使い自己紹介をします。

名刺の受け渡しはあらかじめ準備を。いざとなって慌てないように。

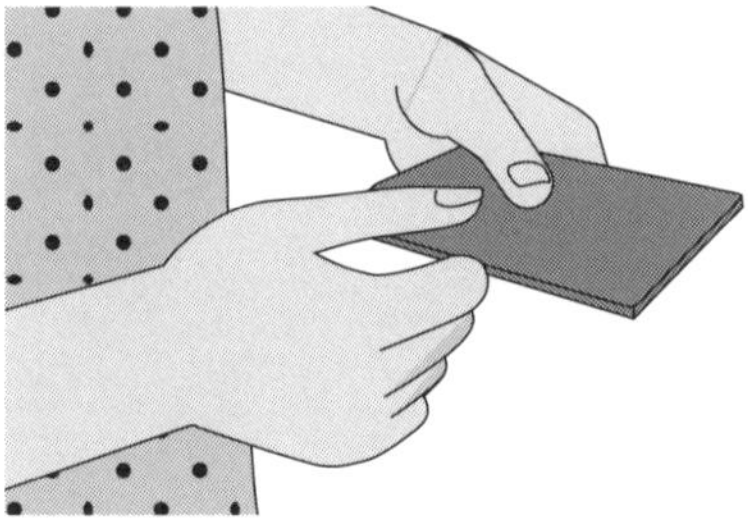

相手も同時に渡してきたら、右手で自分の名刺を差し出し、左手で相手の名刺を受け取る形に。片手でもていねいに！

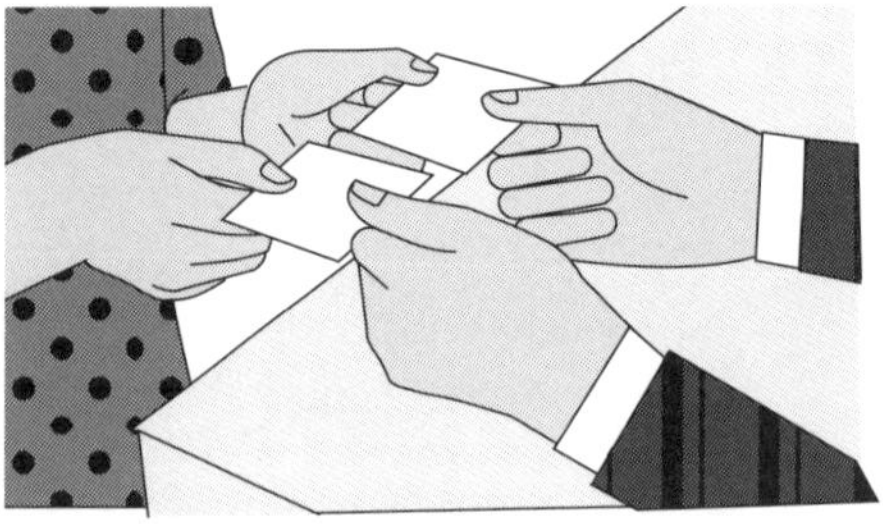

相手の名刺を受け取ったら「頂戴致します。よろしくお願い致します」と一言添える。

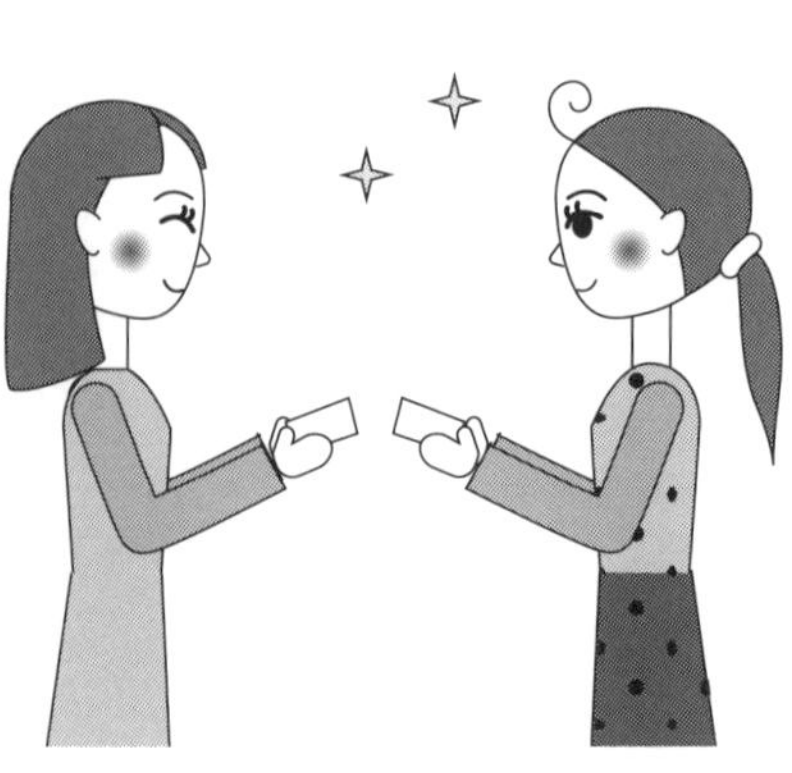

①　名刺を用意しておきましょう。いざ自己紹介や交換時にカバンをゴソゴソ探すようなことのないように。

②　名刺を片手で持ち、片方を添えながら、相手に正面を向けて差し出します。自分の事業所名や職種と名前も一緒に述べてお渡しします。

（相手も名刺を出している場合は、右手で名刺を差し出し、左手で相手の名刺を受け取る）

③　相手の名刺も差し出された場合はていねいに両手で受け取ります。相手の名刺を受け取ったら、「頂戴致します。よろしくお願い致します」と一言添えます。

## (5)　身だしなみ

訪問看護・リハビリを行う者の身だしなみで大切なことは清潔・安全であることです。またご自宅はもちろん、施設や病院に伺うこともあります。行く先に調和した服装であることも大切です。

細かな指定は各事業所のルールに従ってください。

### ①　服装

動きやすい機能性を備えつつ、清潔感と安全性を心掛けましょう。

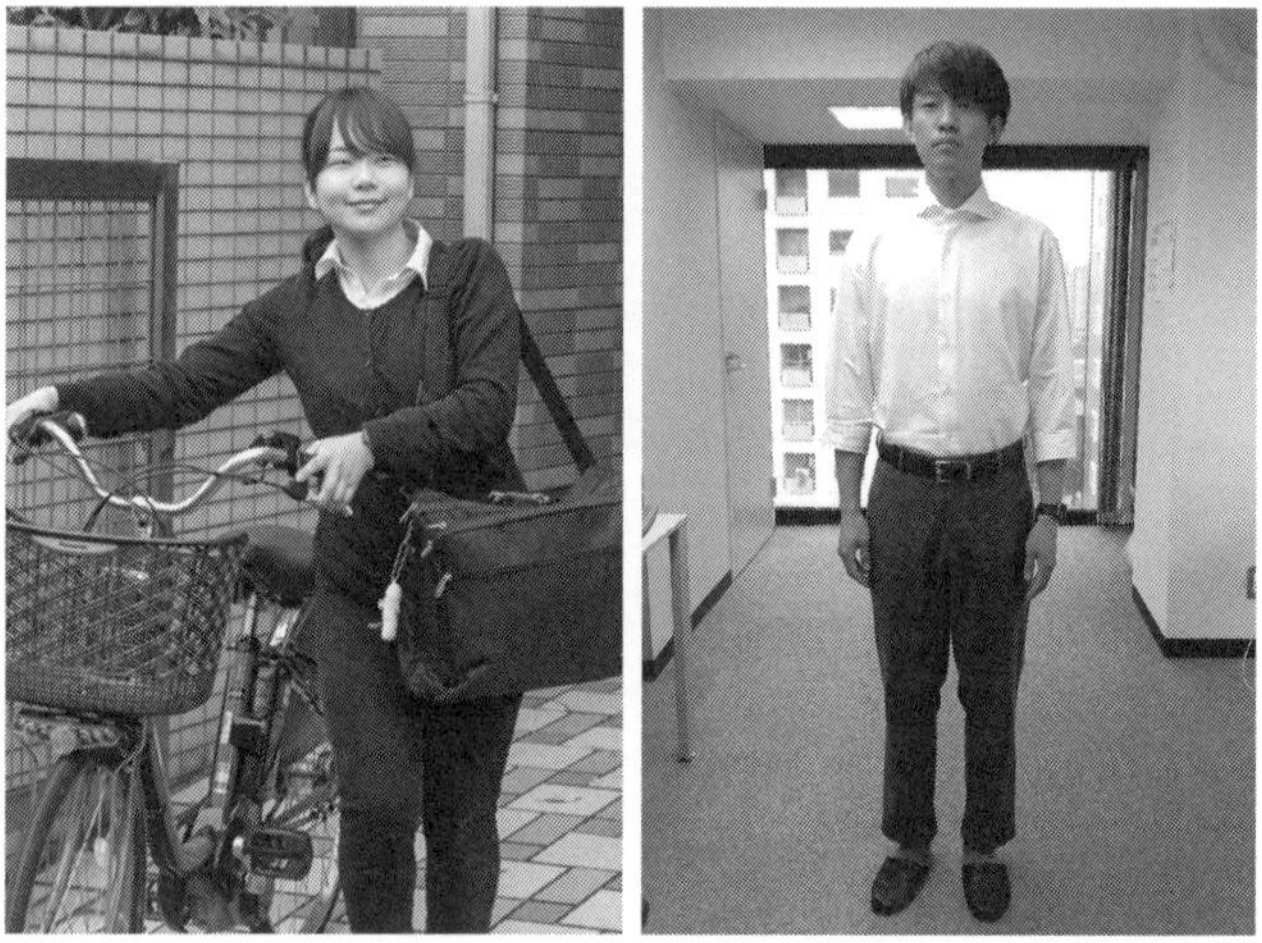

身だしなみは清潔感と安全性が大切！

ボールペンのインクや血液等のシミの付着が無いようにしましょう。

派手な色はあまりお勧めできません。

## ②防寒着

冬は室内でも寒いことがあります。

一枚羽織れるカーディガンなどがあると便利です。

伸びきってテロテロの服はだらしがなく見えますので避けましょう。

## ③靴

東京都内などでは自転車での移動が多いです。

また場合によっては屋外での練習も行うことがあります。動きやすい靴を選びましょう。

ボロボロな靴は清潔感に欠けてしまいますので気を付けましょう。

## 3 実際に起きた事例から学んでみるマナー

以下は実際にレポートとして挙がったもの・他の訪問看護ステーションで起きた事例で共有させていただいたものを一部紹介します。

### Case1 男性禁のご活用者様に男性スタッフが訪問してしまった

○ **内容**

男性での訪問をお断りしている方の家へ、代行スタッフ（男性）が伺ってしまう。その日の訪問はご家族と相談し、お休みとなる。

○ **問題点**

担当者間の申し送りに漏れがあった。

○ **改善点**

疾患に関する申し送りだけではなく、それ以外の環境面や個別の注意点もしっかりと情報交換を行う。

○ **ポイント**

稀に起きるケースです。どうしてもケアの内容によっては異性の医療スタッフではお断りしたいというご相談があります。休みの代行などいつも訪問していないスタッフで伺う際には身体上の申し送りだけではなく、それ以外の個人・環境因子の申し送りも大切になります。ただし特定のスタッフでしか訪問できない状況を作るのはあまり望ましくないので気を付ける必要もあります。

## Case2 ケアマネージャーより訪問後の片づけが不十分であるというクレームを頂いた

### ○ 内容

ケアマネージャーより、家族から以下のクレームがありましたと連絡あり。介護者のご家族が膝蓋骨骨折でギブスをしており、動きづらい状態。なのでケアの時に発生したオムツのゴミを外のゴミ箱へ破棄、というところまでしてほしかったと。

### ○ 問題点

物品の片づけが不十分であった。

### ○ 改善点

・片づけをする際には物品類の場所を確認する。

・帰る前に再度片付けの確認が必要。
・主介護者が骨折しており、その点の配慮が足りなかった。

### ○ ポイント

どんなにご活用者様へのケアが正しくできていても、在宅ではそれだけでOKではありません。私たちが帰った後のことまでしっかりイメージしてTODOを組み立てることが大切です。今回のケースであれば介助者になる家族の様子までアセスメントして行動することが必要だったのでしょう。

## Case3
## マスクを着用して訪問したところご家族から風邪をひいているならば訪問に来ないでほしいとご指摘を受ける

### ○ 内容

風邪ではないが、マスクを着用して訪問していたところ、ご家族から「私は持病で免疫が低下している状況なので体調が悪いなら訪問しないでほしい」とお話を頂く。

### ○ 問題点

ご活用者様背景を考慮した上での、マスクを着けていることへの配慮、説明が不足していた。

○ 改善点

ご活用者様だけでなく、ご家族へも最大限の配慮と一言なりの説明があれば安心していただけた。

○ ポイント

病院ではなんとなくマスクをしていても違和感はないでしょう。しかし外に出ればやはり「マスク＝風邪気味？？」と思われることもあるでしょう。病院での常識が外でも常識とは限りません。私たちがどう見えているかも意識していく必要があります。この場合、ご家族様の背景を考慮して「○○なのでマスクをつけさせていただいて頂きますね」と一言の配慮があればよかったのかもしれません。

## Case4 スケジュールの変更がご活用者様とケアマネージャーにきちんと伝わっていなかった

○ 内容

退院直後に頻回の訪問が入り、その後のご活用者様の訪問のスケジュールを変更していたが、その時間変更がきちんと伝わっておらず、ご活用者様に「いつもの時間になったけどまだ来ないです」とご連絡をいただいてしまう。

○ **問題点**

・きちんと連絡ができていなかった。

・ご活用者様にお渡ししていた月の訪問カレンダーも手直しされていなかった。

○ **改善点**

・時間変更が生じた際には、ご活用者様や関係事業所にも連絡が済んでいるかの確認の徹底。

・時間変更が生じることが分かった時点で渡している訪問カレンダーもきちんと手直しする。

○ **ポイント**

私たちは基本スケジュールで動くものです。ご活用者様もその時間を考慮して生活してくださっています。基本は時間厳守。時間を守ることもマナーです。臨時で変更が生じる際にはきちんと連絡をもれなく行うことはもちろん、変更した時間などをきちんと見える化して伝えることも必要だと思います。

## Case5
## ズボンのベルトをせずに訪問したら「身だしなみがなっていない」と注意された

○ **内容**

身だしなみを常に意識されているご活用者様。その日はベルトをしない状態で訪問をしたところ、ベルトをしていないのはだらしがないとご指摘を頂く。

○ **問題点**

・身だしなみの配慮に欠けた。

○ **改善点**

・もう一度、自分の服装を見直してみる。

○ **ポイント**

ベルトの有無までになると、ごく稀なケースであったかと思います。しかし私たちは相手の家に上がります。想像してください。自分の家に人が入ってくるのです。ベッドに乗ることもあります。家に上がらせていただくことは決して簡単なものではありません。私たちの訪問看護では服はシワだらけではないか、だらしない服装になっていないか、靴はボロボロでないか、靴下や血圧計のマンシェットのマジックテープ部分に毛玉がついていないかまで、意識して訪問しています。

当たり前ですが身だしなみはとても大切なものなのです。

## 4　ご活用者様からの声

では最後に、マナーについて、ご活用者様に実際にインタビューさせて頂きました。
貴重な生の声を活かしてください。

**50代・女性**

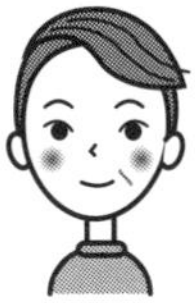

**LE**：初めてスタッフと会う時に一番みるところはどこですか？
**女性**：顔を見ますね。明るそうな人か、自分とこれからやっていけそうか気になります。
**LE**：介入期間が長くなった時に気になることは？
**女性**：うーん。特に気になることもないし、今まで通り続けてほしいです。
**LE**：今後も訪問させて頂く中でこれだけは気を付けてほしいということはありますか？
**女性**：やっぱりこれからも楽しくリハビリをしていきたいですね。

**50代・男性**

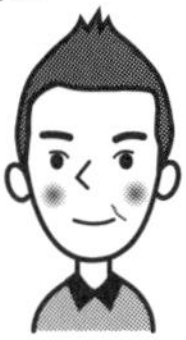

**LE**：初めてスタッフと会う時に一番みるところはどこですか？
**男性**：顔の表情に目がいきます。その次に話し方に注目します。一定の落ち着いた話し方をし

てくれると話が自分の中にはいってきます。

**ＬＥ**：介入期間が長くなった時に気になることは？

**男性**：身だしなみを見ます。最初は顔を見ますが慣れてくると髪型だったり靴だったり。それとリュックサックで訪問されると僕は気になります。自分が営業職をしていて身だしなみは気にしていたので。

**ＬＥ**：今後も訪問させて頂く中でこれだけは気を付けてほしいということはありますか？

**男性**：家に入ってもらっている分、身だしなみは気にしてほしいです。

## 90代・女性

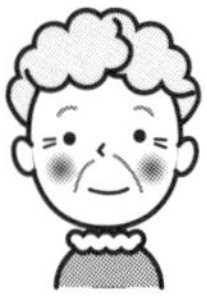

**ＬＥ**：初めてスタッフと会う時に一番みるところはどこですか？

**女性**：やっぱり顔ですね。表情だったり笑顔で来てくれているかというところを見ます。

**ＬＥ**：介入期間が長くなった時に気になることは？

**女性**：誠意があるかです。いつも自分に対して同じ態度で接してほしいです。相手に感情の波や表情の変化があるとこちらも困ってしまうので。

**ＬＥ**：今後も訪問させて頂く中でこれだけは気を付けてほしいということはありますか？

**女性**：どの人が来ても気持ちの良いあいさつをしてくれます。きちんと指導されているなと感じていますので特にないです。

### 80代・女性（奥様。旦那様に介入中）

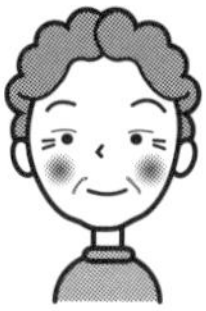

**LE**：初めてスタッフと会う時に一番みるところはどこですか？
**女性**：顔と表情を見ます。一瞬見た時の目だったり、空気で感じます。
**LE**：介入期間が長くなった時に気になることは？
**女性**：必要以上に介入しすぎないでほしいです。本人が良くなるように指導や連携などとってくれているのはわかりますが、こちらは神経質にもなっているからそこの溝が難しいところだと思う。
**LE**：今後も訪問させて頂く中でこれだけは気を付けてほしいということはありますか？
**女性**：必要以上に介入しすぎないでほしいという事ですね。

インタビューをしてみるとほぼ全員の方が第一印象が重要なようです。見た目や振る舞い方、しぐさを意識しないといけないでしょう。会った瞬間の表情を見て人柄を感じ取る方も多いようです。

良い関係づくりのためにも当然、私たちにはマナーや一般常識を学ぶ必要があります。インタビューさせて頂いた50代男性のように自分が営業職だった分気になることが多い方もいますし、自分で掃除ができないからトイレを使わないでほしいというご活用者様もいらっしゃいました。このように一人ひとりの生活背景を考えたり実際に話をしたりして初めてわかることもあり、相手を不快な気持ちにさせない、その方に合った行動がマナーとなります。

また、私達の介入がご本人様やご家族様にとっては踏み込まれすぎていると感じているかもしれません。私達はもっとできることがあると思ってもサービスを受ける側としてはそこまで望んでいないこともあります。そこのすり合わせや落としどころを見つけることが大切であり、お互いが話せる良い関係であるためにも接し方は重要となってきます。

それではこのパートでお伝えしましたマナーに関する情報をしっかりと活かしていただき、訪問の場へ向かって頂ければと思います。

# 第3章 先輩たちは何を持っていくの？ 訪問バッグの準備

さて本章では、訪問看護師やリハビリスタッフがどんな物を準備して実際に在宅に入っていくかを知っていきましょう！！

## 1 訪問前の準備（事務編）

いざ！訪問が始まります！！っと言ってもいきなりご自宅に伺って治療は行えません。訪問するにも以下の流れをくみ、用意してもらう書類があります。

① ご活用者様との訪問内容の契約書

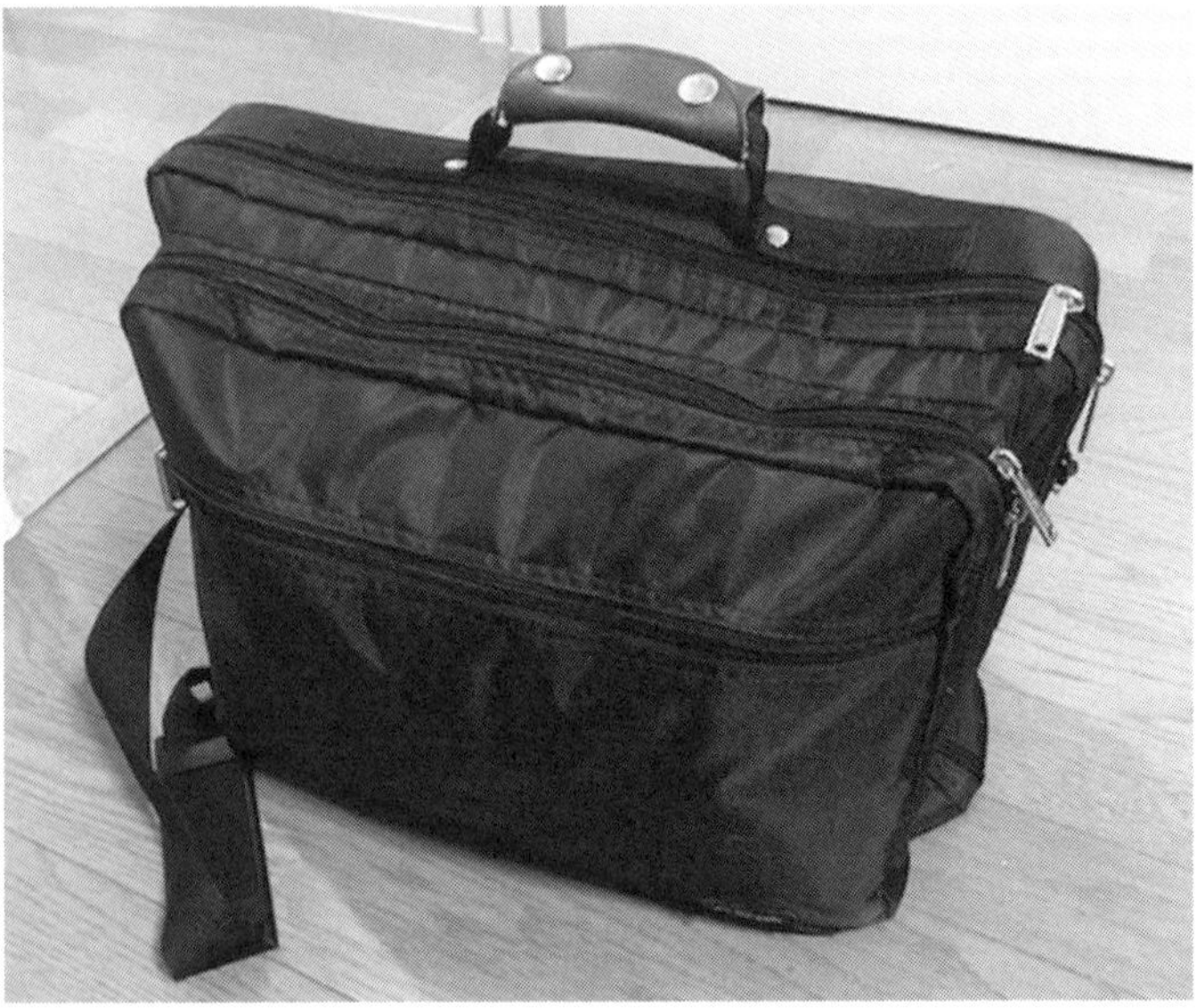

② 主治医からの訪問看護指示書
※訪問看護指示書は、訪問看護指示書・在宅患者訪問点滴注射指示書・特別訪問看護指示書・精神訪問看護指示書等で分かれます。
前記の書類が揃うと訪問前の準備が完了!!

## 2 看護師のバッグの中身

ご自宅に伺う際にスタッフの皆は大きなバッグを持っています。
「大きなかばんだね～」「重そう…」等、ご活用者様やご家族様によく質問されます。
今回、そんな大きなバッグに何が入っているか見てみましょう!!

## 看護師のバッグの中身（その１）

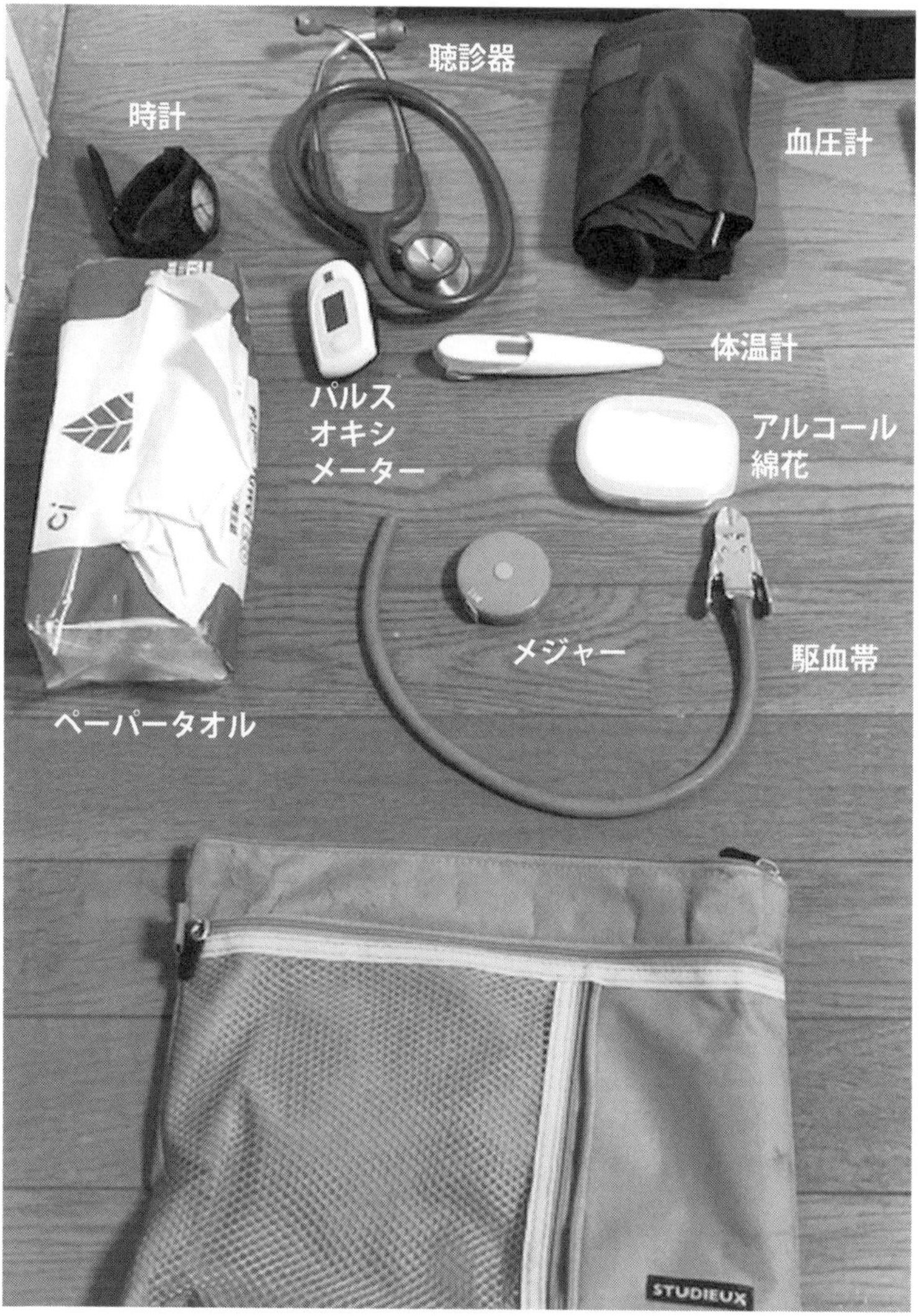

まずは看護師のバッグの中身です。

### (1) 体調確認に使う

体温計・パルスオキシメーター・血圧計・聴診器

### (2) 処置に使う

使い捨て手袋・エプロン・マスク・(ゴーグル)・駆血帯・アルコール綿花・ドレッシング材(被覆材)・メッシュバン・絆創膏・ビニールテープ・ペーパータオル・爪切り・爪切り用ニッパー・爪やすり

### (3) 小物

メジャー・時計・ハサミ・タオル・ハンドクリーム・メモ帳・デジカメ・筆記用具・複写の記録用書類等

**〈現役看護師からのちょっと一言〉**

「訪問をしていると困ることって何?」って聞かれることが沢山あります。

## 看護師のバッグの中身（その2）

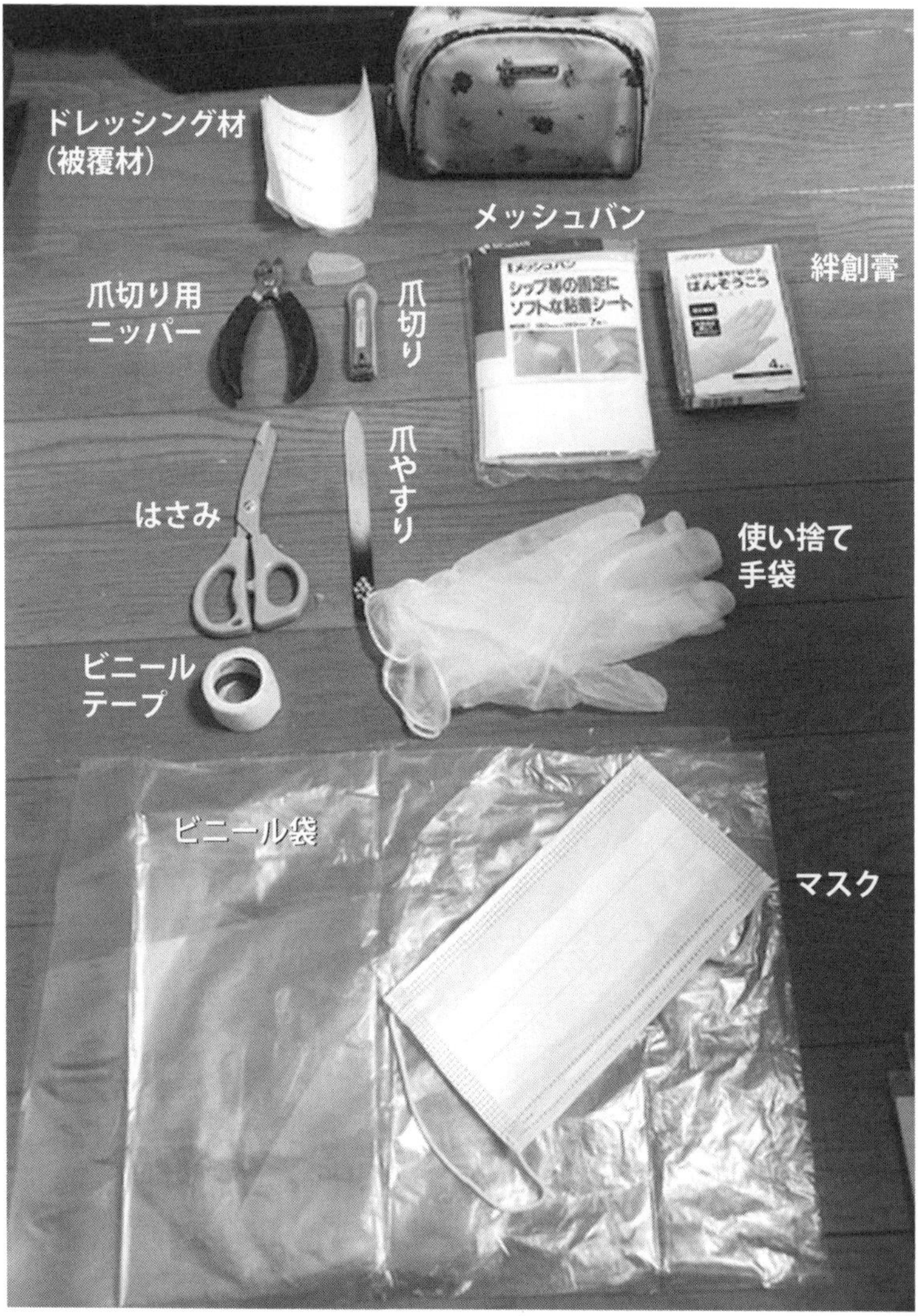

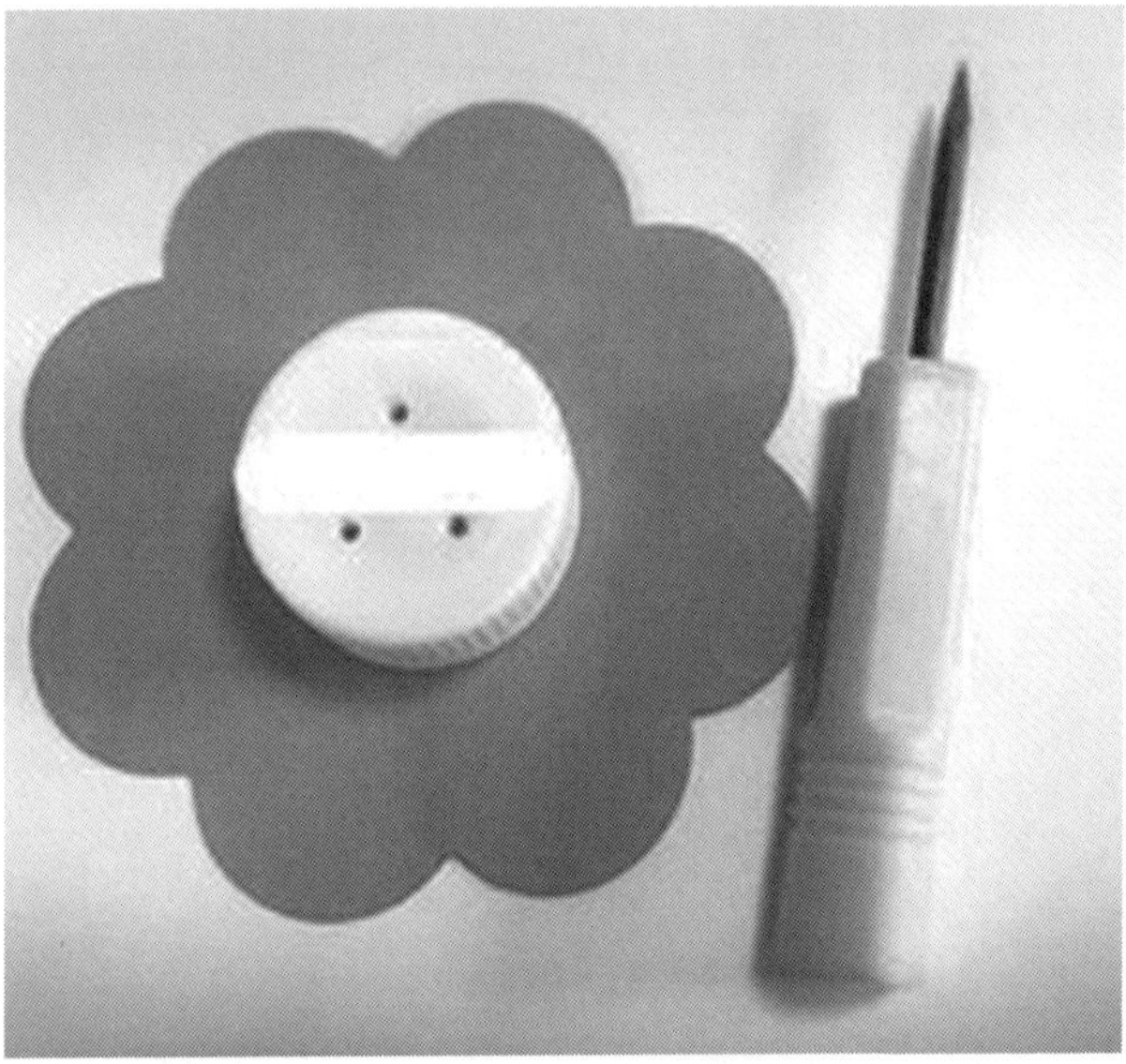

重宝するのが「マイ錐（きり）」。
ペットボトルのキャップに穴を空けて…

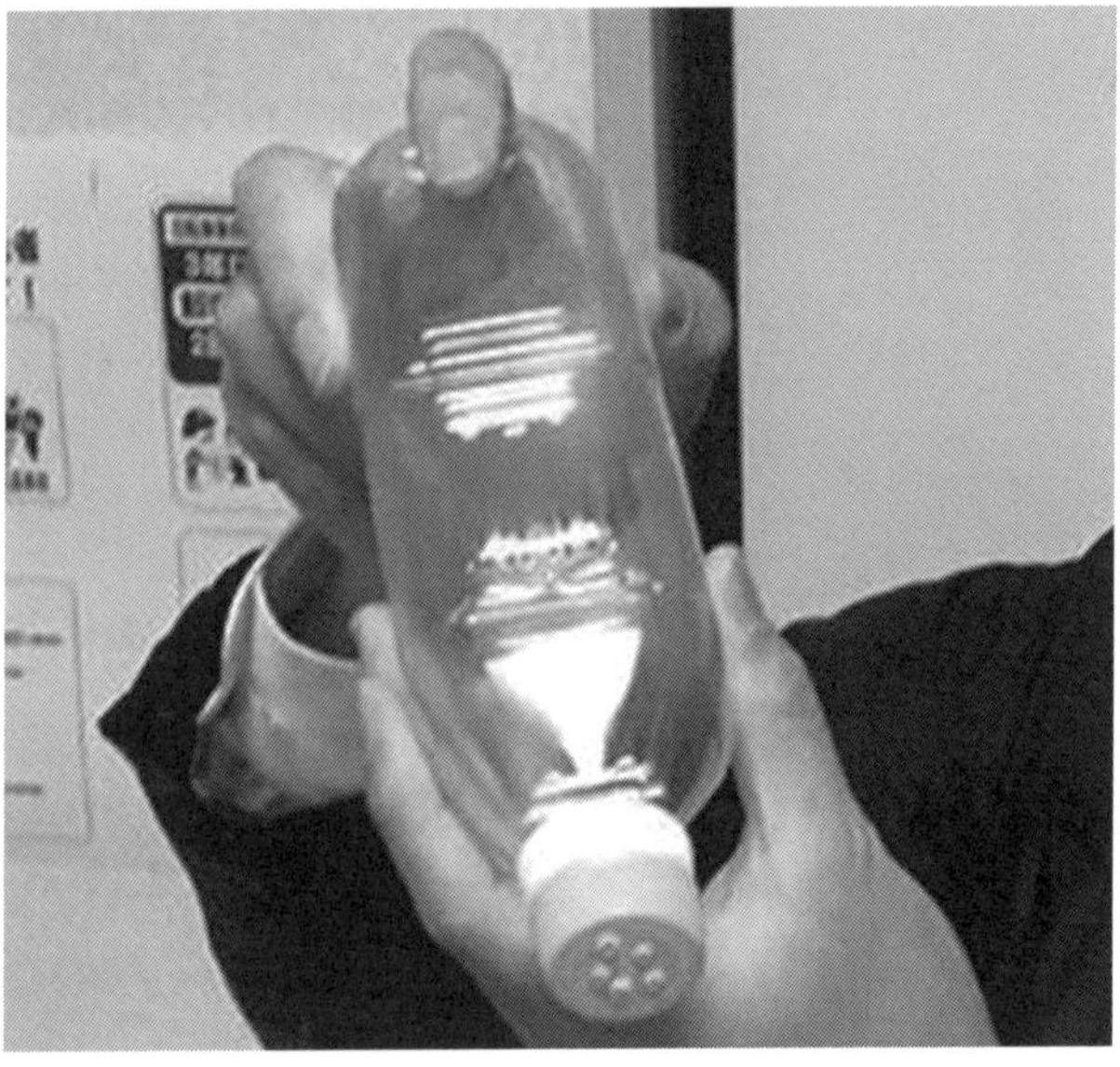

ぬるま湯を入れたペットボトルにはめると、シャワーの完成！

やはりお伺いした先に適切な物があるのか？もし無いときにどうするか？
そんな事を日々考えてますね！（笑）なので、いくつか紹介させて頂きます!!

◯ **私は、訪問バッグにいつも「マイ錐（きり）」を忍ばせています！ きちんとケースに入れているので、自分に刺さることはありません（笑）。**

何に使うの？というと、初回の訪問で「急遽おむつ交換や瘻孔《ろうこう》の洗浄をしなければ!!」という時に緊急出動しました。

在宅ではペットボトルが大活躍します。マイ錐で穴を空けたペットボトルのキャップも1個常備。ペットボトルにぬるま湯を入れてキャップをはめると、気持ちいい〜シャワーの完成です！

こんな感じで日々工夫と創作を繰り広げています♪♪♪

個人的にはC.C.レ◯ンのペットボトルが柔軟性があっておススメです！（いろ◯すのペットボトルは潰れちゃうのでおススメしません。（笑）

皆様もぜひ参考にしてください♪

◯ **訪問看護ではフットケアでご活用者様（利用者様）と関わる機会が多い！**

季節がら、気温が下がると「足の痺れが強くなって痛い」「足の感覚が悪くなっている」な

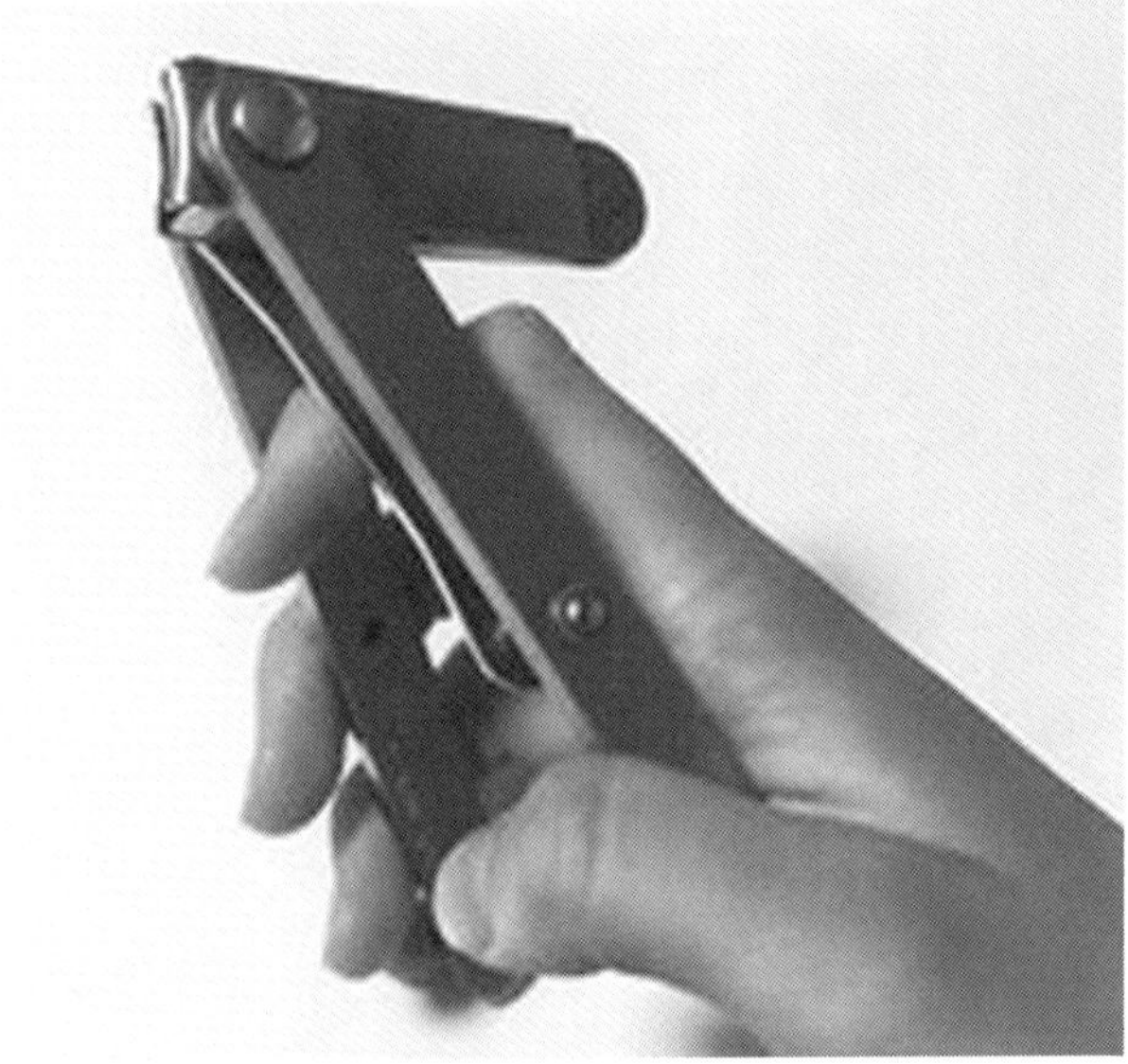

訪問看護の現場では、見えにくい角度から爪を切らなければならない時も。そんな時にも、この握り手が回転する爪切りがあれば便利！

ど、足の不調を訴える方も少なくありません。

ご活用者様の中には寒いから靴下を脱ぐことを嫌がる方も多いです。。。(泣)

そんな時に爪のケア（巻き爪、水虫）を怠りやすい!!

糖尿病や動脈が閉塞し、感覚がなくなると、少しの痛みには気づかず、後から「痛くて歩けない」なんてこともあるかもしれません。

今回はフットケア用品の一つ、爪切りをご紹介致します！

私がお気に入りなだけなんですが（笑）、握るところがなんと、回ります！

見えにくい角度から切らなくてはならないとき、もしくは分厚い爪も楽々切れちゃいます。訪問業務で爪切りの処置が多い私にとってはとってもありがたいものです。今後とも重宝します！

商品名がよくわからなかったため、ネットで調べてみました←

「ルーペ付きスイング爪切り　ステンレス製　ストッパー付き　日本製」

長い!!（笑）

でもこれが商品としては一番似ている！　気になる方はぜひ見てみて下さい。

## 3　リハビリスタッフのバッグの中身

### ⑴　体調管理

看護師同様

### ⑵　リハビリ評価道具

メジャー・角度器・（打診器）

## リハビリスタッフのバッグの中身（その１）

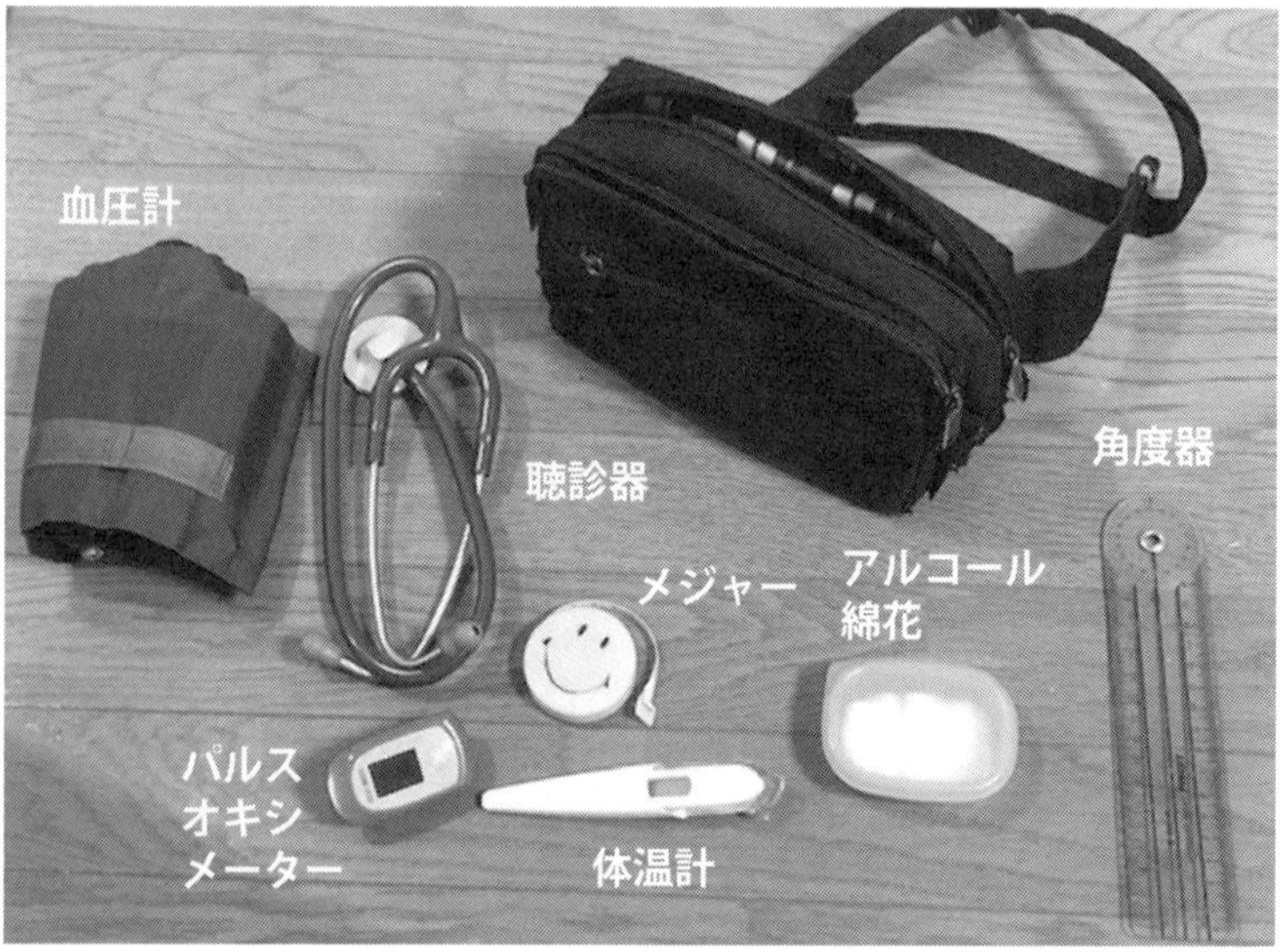


## リハビリスタッフのバッグの中身（その２）

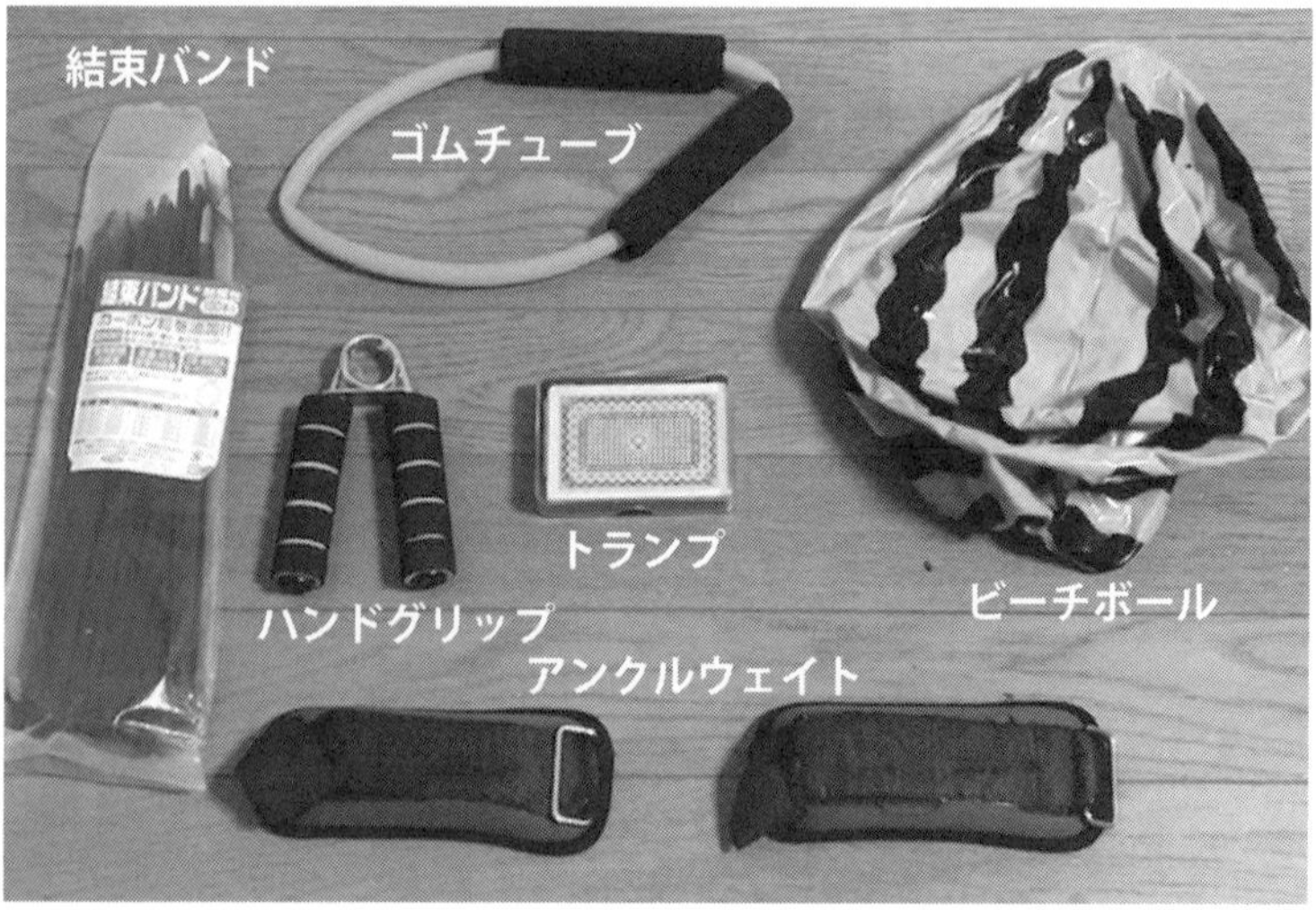

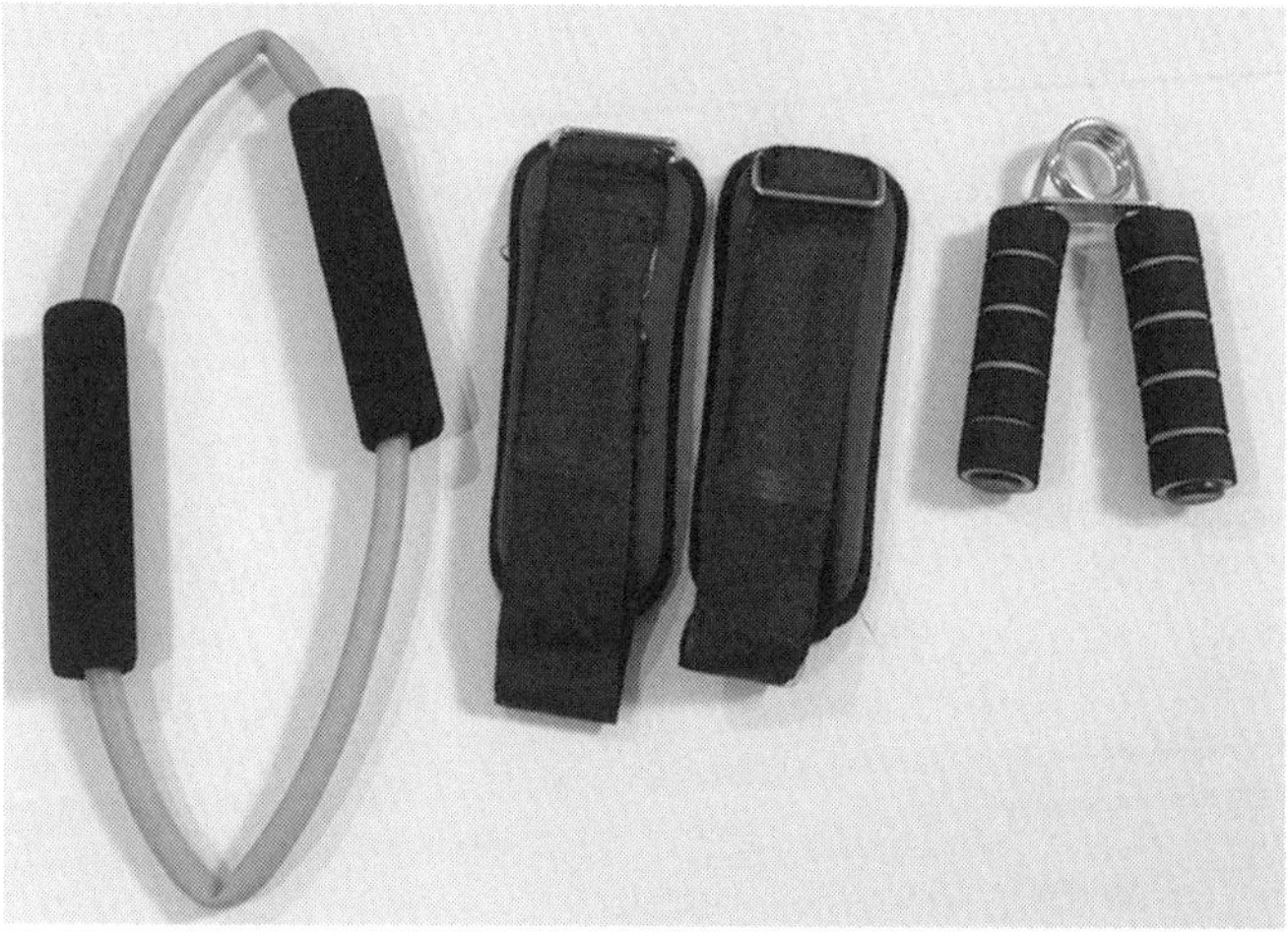

筋トレグッズも時には必要！
左からゴムチューブ、アンクルバンド、ハンドグリップ

**⑶ リハビリ道具**

ゴムチューブ・ビーチボール・アンクルウェイト・ハンドグリップ・トランプ

**⑷ 小物**

結束バンド・ゴム等・以下看護師同様

**〈現役作業療法士からのちょっと一言〉**

看護師さんも言ってましたが、伺ったお宅で満足に物が揃ってないというのは悩みでした。何も準備せず行ってしまうとただマッサージしました、筋トレしました、と、なりかねないので幅を持たせるため手軽に持って行けるアイテムを紹介します。

用途多彩でかさばらない、密かな優れモノのビーチボール。

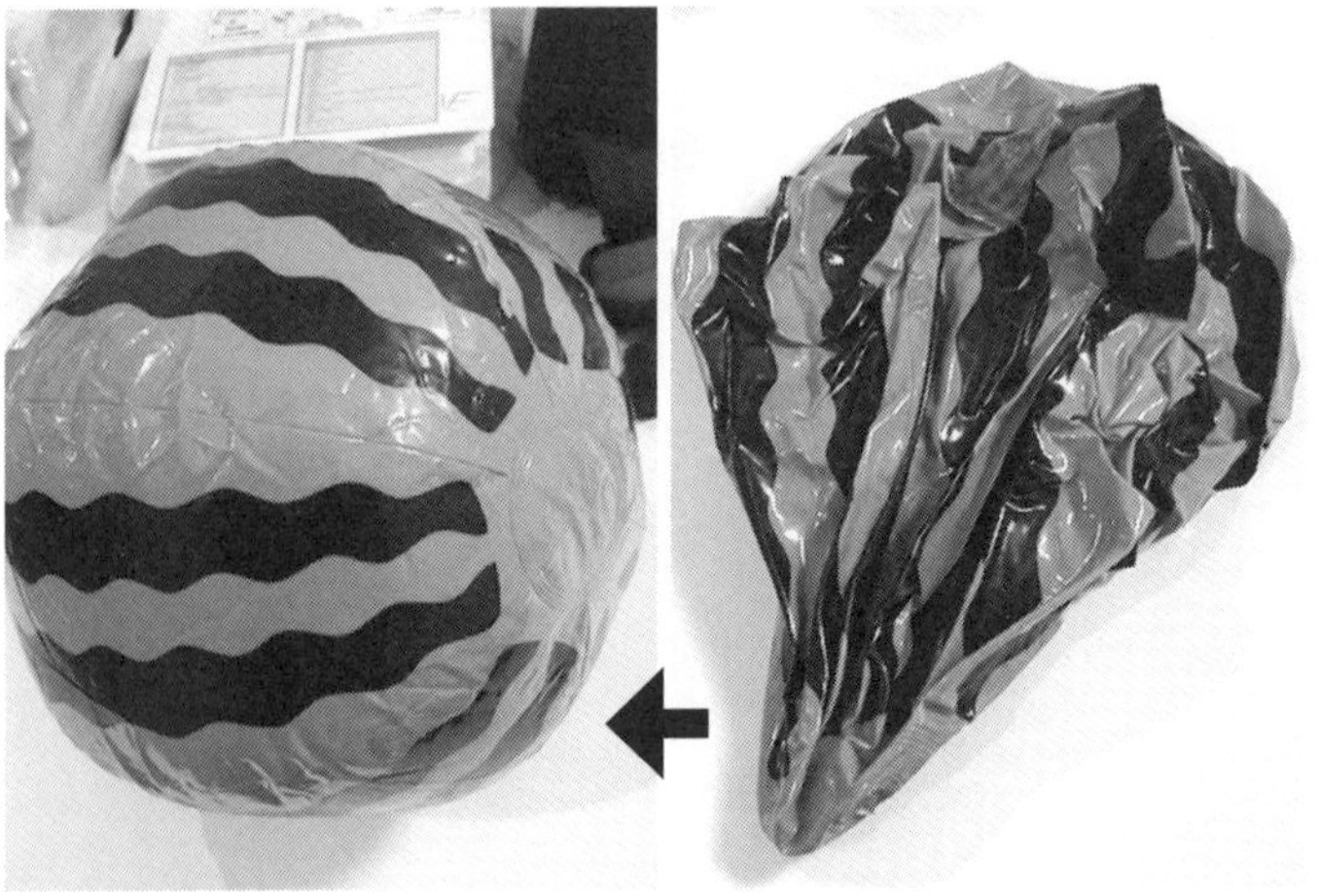

○ **もう少し、パワーをつけたいなって方いませんか?**

言わずとしれた筋トレグッズのゴムチューブ、アンクルバンド、ハンドグリップ。軽量でコンパクトながら、要所要所で活躍するアイテムです! ダ○ソーとかに売っていて、安価で揃えられるからいいですよね。

○ **夏限定!? いえいえ、いつでも役立つんです!!**

**〝ビーチボール〟**

筋トレからキャッチボールや風船バレー等のアクティビティ等、幅広く活躍するアイテム!

ガラも豊富で危険もなく丸洗いできるから衛生管理も楽! 萎むと場所もとらずおススメの一品です!!

○ **家のちょっとした守り神なんです!!**

**〝結束バンド〟**

一風変わって、環境設定に役立つアイテム!

「固定したい」「ひっかける場所が欲しい」という場面は意外に多いもの。そんな時に速攻で役に立つのがこの〝結束バンド〟。

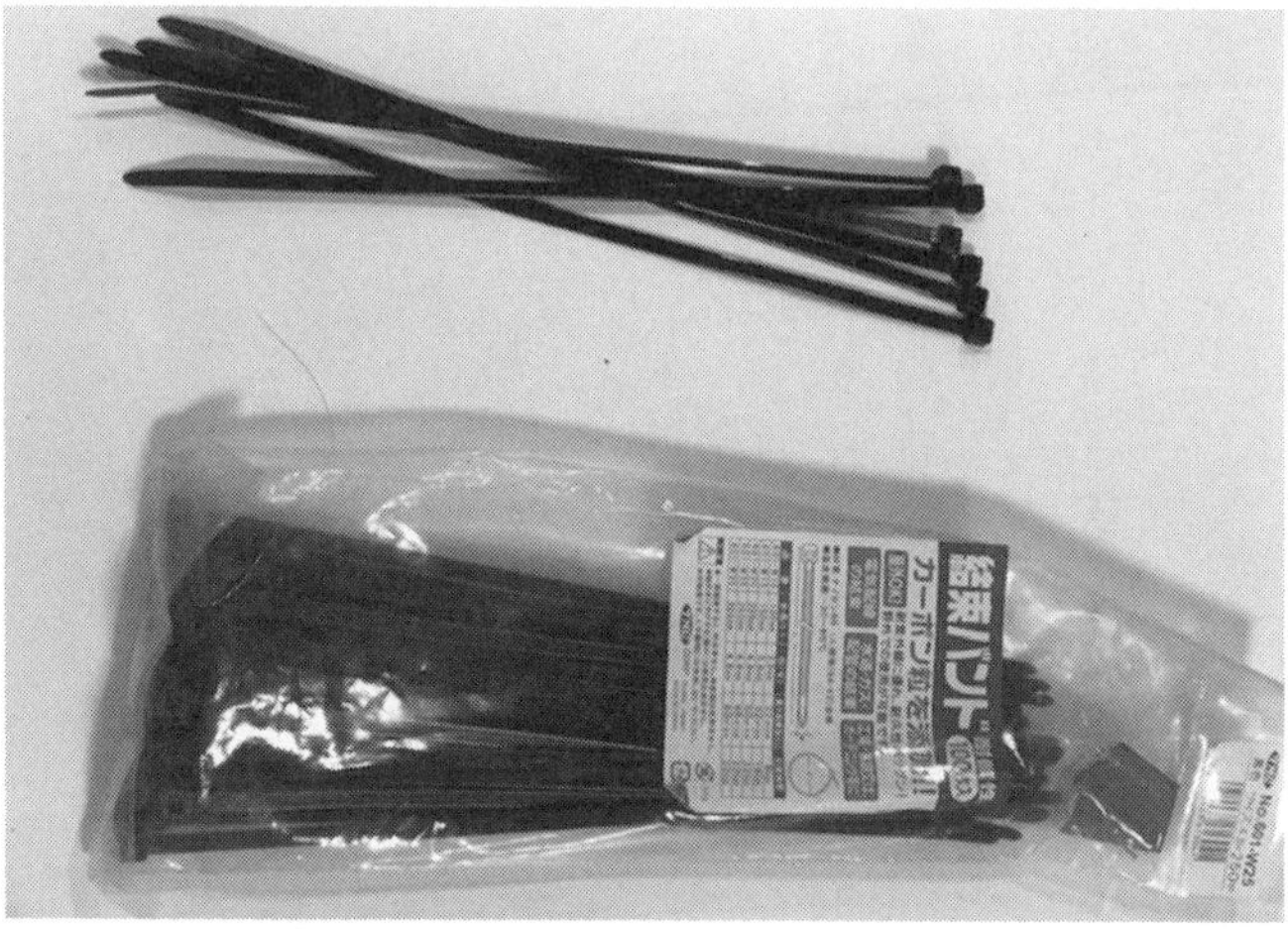


洗濯物が干しづらくなったという一人暮らしの女性のために、結束バンドで部屋内に物干しを作成。

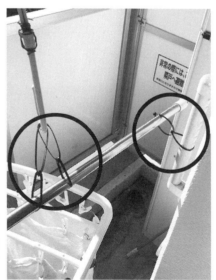

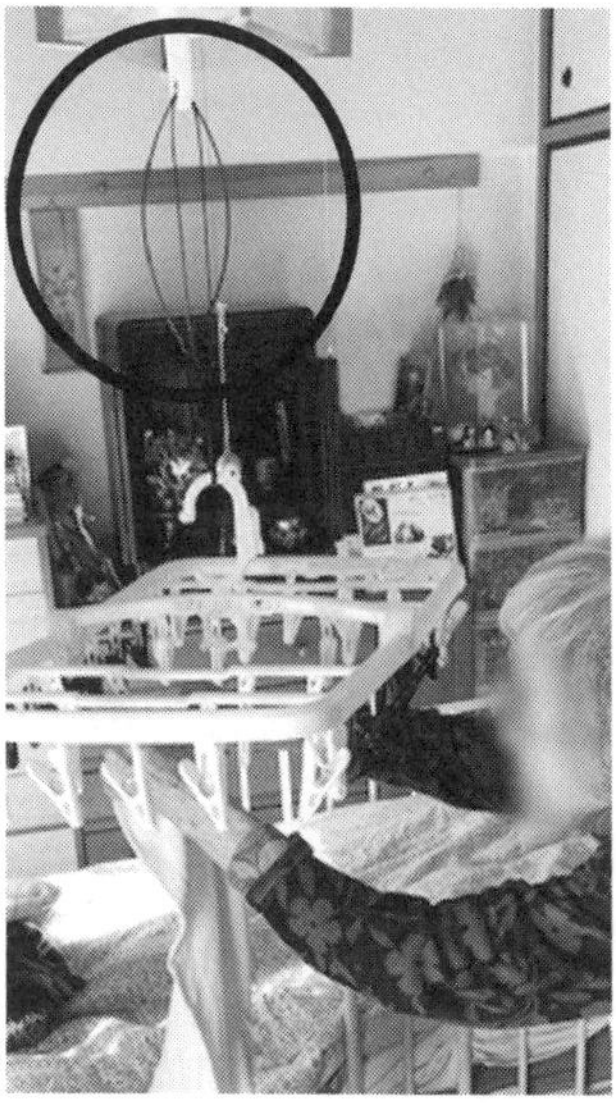

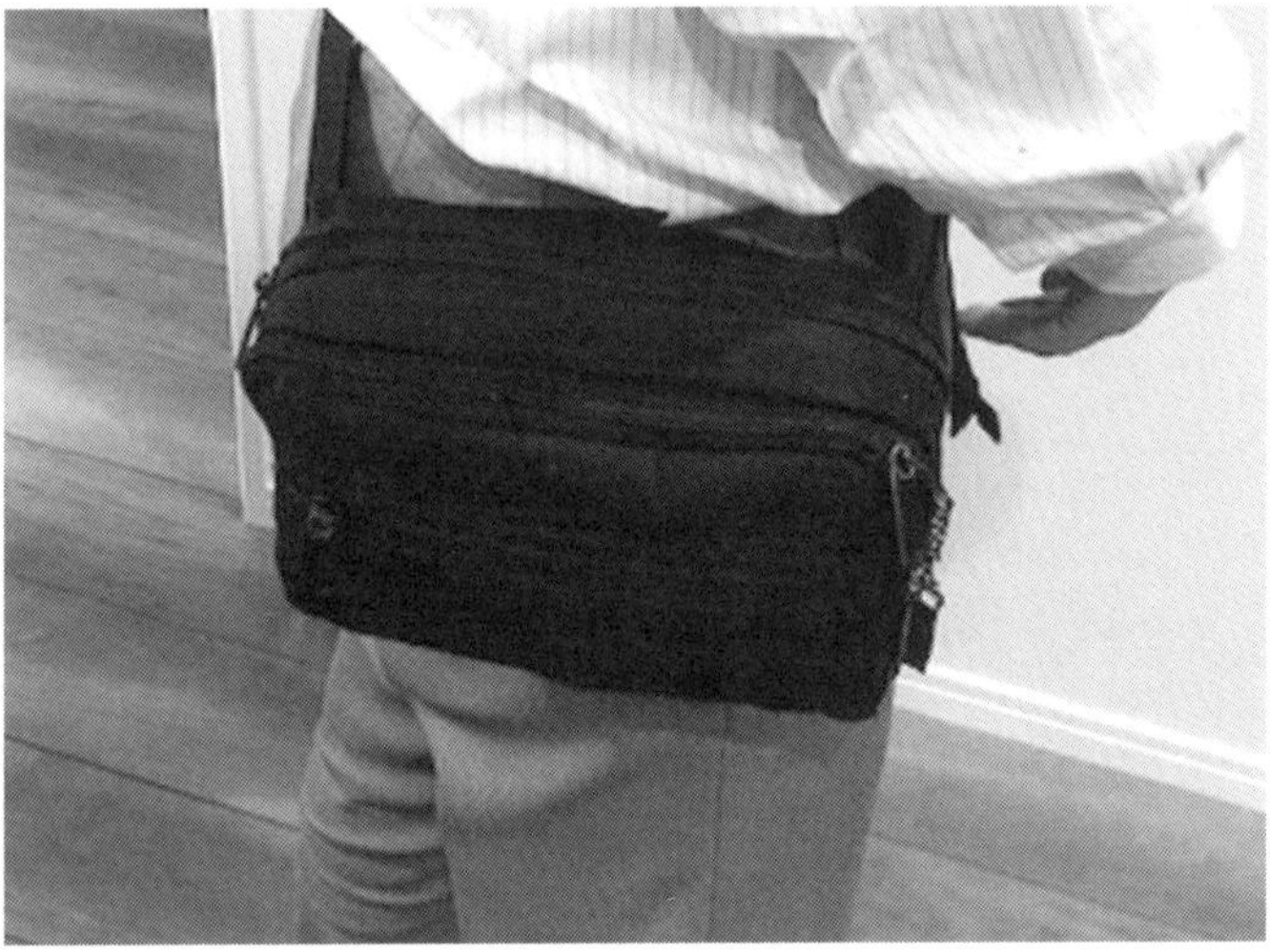

持ち運び用途に重宝するウェストポーチバッグ。

「動いてしまうから固定したい」「杖をひっかける場所が欲しい」そんな時にパッと作れちゃいます！

今までも様々な悩みに応えてきた万能の便者!!

例えば…こんなの作りました！（前ページ下写真）

お一人暮らしの女性で、お腰も曲がり手が上がらないため、洗濯物が干しづらくなった…との相談がありました。

そんな時、手早く・安価で耐久性もある結束バンドが役立ちました。

干す場所を少し下げてみたり、動かないように固定する事で活動のし易さが飛躍的に上がります。

**○ あるとないとでは大違い！**

### 〝ウェストポーチバッグ〟

歩行中とか、ちょっと手が離せない時に血圧計や聴診器も一緒に持ち運びができるため、重宝してます。バッグの中もスッキリまとまります。

以上は全体の一部の紹介でしたが、一日に何件も訪問がありますので、カバンの中には沢山の物品が入っています。

その方にあったケアが行なえるよう自分に合った物品を探してみて下さい。

様々な工夫を重ね、今日も大きなカバンを持ってご活用者様のお宅に訪問させて頂きます。

「行ってきまーす！」

# 第4章 情報を集める

訪問リハビリを実施していくに当たり、重要事項の1つとして情報収集が挙げられます。情報が何もない状態では、いざリハビリをするにしてもプログラムの立案もできなければ、より良いサービス提供もする事ができませんよね。また、ご活用者様やそのご家族様に対してもトンチンカンなものを提供する事となり、最悪…「訪問中止」ということにもなり兼ねません。なので、この項目では、訪問における情報収集について記載していき、少しでも皆様のお役に立てればと思います。

情報収集は、主に「訪問前」と「訪問中」の2つが挙げられます。以下に、その内容について記載していきます。

## 1 訪問前の情報収集

訪問リハビリの依頼は、居宅介護支援事業所や病院やクリニックから来るのが主になります。その際に、電話や実際にケアマネージャーさんにお会いした時等に依頼があり、お名前やご住所等の基本情報、疾患名や現病歴及び訪問リハビリを受ける事になった経緯等をお話しして頂きます。

そして、訪問前の情報収集はそれだけには終わりません。実際に訪問する前に「サービス担当者会議」というものが開かれます。通称「サ担」なんて言ったりもします。これは、訪問を開始する前にご本人様やご家族様、ケアマネージャー、ヘルパー、デイサービススタッフ、福祉用具会社、そして訪問リハビリを依頼して頂いた会社の契約者等でその方のサービスについての会議を行います。ケアマネージャーが作成するケアプラン（**88ページ 文書例1**）に、ご活用者様の短期目標や長期目標、HOPE、NEED等が書かれており、長期目標がその方の最終的な目標となります。訪問リハビリを請け負うは、まず、その会議でその方の身体状況やご家族様の介護状況、家屋状況等の環境について、普段の生活はどのようなものか？等を聞き取りし、訪問前の情報集を行います。

そして、訪問リハビリを実施するに当たり、医師から出される「訪問看護指示書」（**89ページ 文書例2**）というものがあります。この訪問看護指示書が無ければ訪問する事ができません。これには、ご活用者様の疾患名や現病歴等の医学的情報が記載されています。また、訪問リハビ

## 文書例1　ケアマネージャーが作成するケアプラン（居住サービス計画書）

| 作成年月日 | 令和 2 年 4 月14日 |
|---|---|

**第1表**　　**居住サービス計画書（1）**　　（初回）・紹介・継続　（認定済）・申請中

利用者名　K　殿　生年月日　10年 4 月 1 日　住所×××
居宅サービス計画作成者氏名　Eケアプランセンター
居宅介護支援事業者・事業所名及び所在地
居宅サービス計画作成（変更）日　2 年 4 月14日　初回居宅サービス計画作成日　2 年 4 月14日
認定日　2 年 4 月10日　認定の有効期間　2 年 3 月 5 日～ 2 年 9 月30日

| | |
|---|---|
| 要介護状態区分 | 要介護2 |
| 利用者及び家族の生活に対する意向 | （本人）自宅で介護を受けながら、以前のように好きなテレビを見たりして過ごしたい。<br>家族に身の回りのことで迷惑をかけないようにしたい。<br>リハビリをして、以前のようになりたい。<br>（妻）本人の希望通り家で過ごさせたいが、自分も膝関節症があり息子夫婦も仕事をもっているので、どこまで介護できるか不安。ヘルパーなどに手伝ってもらいながら介護をしたい。 |
| 介護認定審査会の意見及びサービスの種類の指定 | |
| 総合的な援助の方針 | 一日も早く、以前のような生活に戻れるように支援をします。<br>ご自分でできることはしていただきながら、脳梗塞が再発しないように注意して生活をしていただきたいと思います。<br>あまり負担にならないようにサービスを上手に利用しながら介護を続けてください。 |
| 生活援助中心型の算定理由 | 1．一人暮らし　2．家族等が障害、疾病等　3．その他（　　） |

| | | | | | |
|---|---|---|---|---|---|
| 居宅サービス計画について説明を受け、内容に同意し交付を受けました。 | 説明・同意日 | 年　月　日 | 利用者同意欄 | | 印 |

リをするに当たり、内服の処方内容やリスク管理となる中止基準等も明記されており、これに従って訪問リハビリを実施する事となります。

また、指示書には頻回な訪問が必要時に出される「特別訪問看護指示書」（**84ページ　文書例3**）というものもあります。訪問看護指示書が交付されている方の急性増悪などで、頻回に訪問が必要と判断され出されるものですが、特別訪問看護指示書のみが交付されることはありません。指示の有効期間は、指示日から最長14日までとなり、月に1回交付が可能です。しかし、気管カニューレを使用している人や真皮を超える褥瘡のある人に限り、月に2回まで交付が可能です。

## 文書例2　訪問看護指示書（書式）

（別紙様式１６）

訪　問　看　護　指　示　書
在宅患者訪問点滴注射指示書

※該当する指示書を○で囲むこと

訪問看護指示期間（平成　年　月　日　～　年　月　日）
点滴注射指示期間（平成　年　月　日　～　年　月　日）

| | | |
|---|---|---|
| 患者氏名 | | 生年月日　明・大・昭・平　年　月　日　（　歳） |
| 患者住所 | | 電話（　）　－ |
| 主たる傷病名 | | （1）　（2）　（3） |
| 現在の状況（該当項目に○等） | 病状・治療状態 | |
| | 投与中の薬剤の用量・用法 | 1．　2．<br>3．　4．<br>5．　6． |
| | 日常生活自立度　寝たきり度 | J1　J2　A1　A2　B1　B2　C1　C2 |
| | 日常生活自立度　認知症の状況 | I　Ⅱa　Ⅱb　Ⅲa　Ⅲb　Ⅳ　M |
| | 要介護認定の状況 | 要支援（1　2）　要介護（1　2　3　4　5） |
| | 褥瘡の深さ | DESIGN分類　D3　D4　D5　NPUAP分類　Ⅲ度　Ⅳ度 |
| | 装着・使用医療機器等 | 1．自動腹膜灌流装置　2．透析液供給装置　3．酸素療法（　l／min）<br>4．吸引器　5．中心静脈栄養　6．輸液ポンプ<br>7．経管栄養（経鼻・胃瘻：サイズ　、　日に1回交換）<br>8．留置カテーテル（部位：　サイズ　、　日に1回交換）<br>9．人工呼吸器（陽圧式・陰圧式：設定　）<br>10．気管カニューレ（サイズ　）<br>11．人工肛門　12．人工膀胱　13．その他（　） |
| 留意事項及び指示事項<br>1．リハビリテーション<br>2．褥瘡の処置等<br>3．装着・使用医療機器等の操作援助・管理<br>4．その他 | | |
| 在宅患者訪問点滴注射に関する指示（投与薬剤・投与量・投与方法等） | | |
| 緊急時の連絡先<br>不在時の対応法 | | |
| 特記すべき留意事項（注：薬の相互作用・副作用についての留意点、薬物アレルギーの既往、定期巡回・随時対応型訪問介護看護及び複合型サービス利用時の留意事項等があれば記載して下さい。） | | |
| 他の訪問看護ステーションへの指示<br>（無　有：指定訪問看護ステーション名　）<br>たんの吸引等実施のための訪問介護事業書への指示<br>（無　有：訪問介護事業所名　） | | |

上記のとおり、指示いたします。

平成　年　月　日

医療機関名
住　　所
電　　話
（FAX）
医師氏名　　　印

事業所　　　殿

## 文書例３　特別訪問看護指示書（書式）

（別紙様式18）

特 別 訪 問 看 護 指 示 書
在宅患者訪問点滴注射指示書

※該当する指示書を○で囲むこと

特別看護指示期間　（平成　年　月　日 ～　年　月　日）
点滴注射指示期間　（平成　年　月　日 ～　年　月　日）

| | |
|---|---|
| 患者氏名 | 生年月日　明・大・昭・平　年　月　日<br>（　歳） |
| 病状・主訴：<br><br>一時的に訪問看護が頻回に必要な理由： | |
| 留意事項及び指示事項（注：点滴注射薬の相互作用・副作用についての留意点があれば記載して下さい。） | |
| 点滴注射指示内容（投与薬剤・投与量・投与方法等） | |
| 緊急時の連絡先等 | |

上記のとおり、指示いたします。

平成　年　月　日

医療機関名
電　　話
（F A X. ）
医 師 氏 名　　　　印

事業所　　　　殿

## 文書例4　退院時看護サマリー（書式）

### B. 看 護 連 携 サ マ リ ー　（作成日:　年　月　日）

施設名:　➡　施設名:

（記入者名:　）

| | |
|---|---|
| 利用者基本情報<br>氏名　生年月日　年　月　日　男・女<br>住所　市　町　番　TEL<br>主治医　担当看護師<br>入院日:　年　月　日<br>入院前のサービス利用: 無　有（内容:　）<br>退院後のフォローアップ:病院外来・かかりつけ医・他（　） | 医療保険:□健康保険　□国保<br>□生保　□労災　□原爆<br>介護保険:　□未申請　□申請中<br>□認定済（介護度　）<br>居宅支援事業所名（　）<br>身障手帳:　級（障害名　）<br>特定疾患医療給付:□なし　□あり |
| 今回の入院目的と経過（関連する対応・手術歴があれば合せて記入） | 現在の状態:<br>バイタルサインズ:日付（　）<br>血圧（　）体温（　）呼吸（　）<br>脈拍（　整/不整）最終排便（　）<br>感染症　有・無（　） |
| Ⅰ. 利用者の身体状態<br>① 寝たきり度: J・　$A_1$・$A_2$・　$B_1$・$B_2$・　$C_1$・$C_2$<br>② 麻痺: なし・左上肢・右上肢・左下肢・右下肢・程度（重・中・軽）<br>③ 起居・移動:自立・一部介助・座位・起居不能・その他（　）<br>④ 歩行: 自立・杖・歩行器・車椅子（一部全助・全介助）<br>⑤ 障害: 視力（程度　）・聴力:（程度　）<br>⑥ 意志の伝達: できる・時々できる・ほとんどできない・できない | 看護・ケア上での注意点 |
| Ⅱ. 生活支援の必要性<br>⑦ 排泄: 自立・オムツ・ポータブル　尿便意（有・不明・無）<br>カテーテル（最後に挿入した日　交換頻度　）<br>⑧ 食事: 自立・一部介助・全介助・嚥下障害・咀嚼障害（有・無）<br>食事療法（有・無）　食事形態（普通・軟・流動）<br>⑨ 清潔:入浴・シャワー・清拭・口腔ケア（　）<br>⑩ 更衣:自立・一部介助・全介助 | 看護・ケア上での注意点 |
| Ⅲ. 医療処置の必要性<br>□①褥創　□②注射　□③点滴　□④経管栄養　□⑤IVH<br>□⑥吸引　□⑦HOT　□⑧気管カニューレ　□⑨人工呼吸器<br>□⑩膀胱留置カテーテル　□⑪腎瘻・尿管皮膚瘻　□⑫ストーマケア<br>□⑬自己導尿　□⑭CAPD　□⑮疼痛管理　□⑯ターミナル　□⑰服薬<br>主な内服薬: | 具体的内容（内服薬も含む） |
| Ⅳ. 社会的・介護力情報<br>□一人暮らし　□同居（　）<br>家族の支援体制（有・無）主介護者:　協力者:<br>□経済的・社会的問題（　）<br>□家族が実施するケア状況<br>その他介護についての不安: | 病名・症状に対する説明と理解<br>診断名:（　）<br>既往症:（　）<br>医師の説明内容・理解・受け止め方 |
| Ⅴ. その他（次回受診予定日等） | |

☆私は上記の情報を（病院・訪問看護ステーション・その他）に報告することを承諾いたします。

署名　（本人・本人との続柄　）

（出典：長崎県看護協会）

# 文書例5　退院時リハビリテーションサマリー（書式）

（別紙様式21）

## リハビリテーション実施計画書

| | | | | | | | |
|---|---|---|---|---|---|---|---|
| 患者氏名 | 男・女 | 年生（　　歳） | 計画評価実施日　年　月　日 | | | | |
| リハ担当医 | | PT | | OT | | ST | |
| 原因疾患（発症・受傷日） | | | | 合併疾患・コントロール状態（高血圧，心疾患，糖尿病等） | | | |

| | | |
|---|---|---|
| | 評価項目・内容（コロン（:）の後に具体的内容を記入） | |
| 心身機能・構造 | □意識障害：(3-3-9：　　）<br>□認知症：<br>□中枢性麻痺<br>（ステージ・グレード）右上肢：　右手指：　右下肢：<br>左上肢：　左手指：　左下肢：<br>□筋力低下（部位，MMT：　　） | □失行・失認：<br>□音声・発話障害（□構音障害，□失語症：種類　　）<br>□摂食機能障害：<br>□排泄機能障害：<br>□拘縮：<br>□褥瘡：<br>□起立性低血圧： |
| 基本動作 | 立位保持（装具：　）□手放し，□つかまり，□不可<br>平行棒内歩行（装具：　）□独立，□一部介助，□非実施<br>訓練室内歩行（装具：　）□独立，□一部介助，□非実施 | |

| 活動 | 日常生活（病棟）実行状況：「している"活動"」 | | | | | | | 訓練時能力：「できる"活動"」 | | | | | | |
|---|---|---|---|---|---|---|---|---|---|---|---|---|---|---|
| 自立度／ADL・ASL等 | 自立 | 監視 | 一部介助 | 全介助 | 非実施 | 使用用具 杖・装具 | 姿勢・実行場所 介助内容　等 | 独立 | 監視 | 一部介助 | 全介助 | 非実施 | 使用用具 杖・装具 | 姿勢・場所（訓練室・病棟等）介助内容等 |
| 屋外歩行 | | | | | | | | | | | | | | |
| 病棟トイレへの歩行 | | | | | | | | | | | | | | |
| 病棟トイレへの車椅子駆動 | | | | | | | | | | | | | | |
| 車椅子・ベッド間移乗 | | | | | | | | | | | | | | |
| 椅子座位保持 | | | | | | | | | | | | | | |
| ベッド起き上がり | | | | | | | | | | | | | | |
| 排尿（昼） | | | | | | | | | | | | | | |
| 排尿（夜） | | | | | | | | | | | | | | |
| 食事 | | | | | | | | | | | | | | |
| 整容 | | | | | | | | | | | | | | |
| 更衣 | | | | | | | | | | | | | | |
| 装具・靴の着脱 | | | | | | | | | | | | | | |
| 入浴 | | | | | | | | | | | | | | |
| コミュニケーション | | | | | | | | | | | | | | |

活動度　日中臥床：□無，□有（時間帯：　　　理由　　　）
日中座位：□椅子，□車椅子，□ベッド上，□ギャッチアップ

| 参加 | 職業（含：主婦・学生）（職種・業種・仕事内容：　　） | 社会参加（内容・頻度等，発症前状況を含む。） |
|---|---|---|

| | |
|---|---|
| 目標 | 本人の希望 |
| | 家族の希望 |
| 方針 | リハビリテーション終了の目安・時期 |

| | | | |
|---|---|---|---|
| 本人・家族への説明　年　月　日 | 本人サイン | 家族サイン | 説明者サイン |

さらに、退院後すぐに訪問開始となる場合は「退院時看護サマリー」（**91ページ　文書例4**）や「退院時リハビリテーションサマリー」（**92ページ　文書例5**）も出される事が多いです。入院中の状態や入院生活における様子等が記載されており、退院直後の在宅生活で安全に暮らせるためのリスク管理等の情報もそこから読み取る事ができます。

そして、いざ訪問リハビリ開始となります。

## 2　訪問中の情報収集

いざ訪問し、その中でいかに情報収集をして安全に暮らして頂けるか？それを常に考えながら訪問をします。リスク管理については、別の項目で記載されているのでそちらを参照して頂ければと思います。この項では、訪問中における情報収集の仕方についてお話し致します。

これについては、３つのカテゴリーに分けていきます。

①　疾患や身体機能
②　訪問した際のご活用者様やご家族様の印象、雰囲気
③　ＡＤＬやその方の生活状況

前記３つが主な情報収集となります。

## ⑴ 疾患や身体機能

疾患の特性や後遺症を考えた身体機能においては、前項に挙げた情報収集はもちろんですが、実際に訪問しリハビリを開始した際の観察も重要となります。それは医療的観点重視の介入が必要なのか？それとも介護的観点重視が必要なのか？です。全身管理を必要とするアセスメントやケアプラン等で立てられている介護サービスの必要性や短期、長期目標が適切であるかどうか？というものを情報収集をしながら検討し訪問をします。

また、訪問を続けて行く中で、ドクターによる治療の変更等があった場合に、すぐにドクターへと確認ができるのであれば、そのリスク管理の変化や状態変化について情報収集をする事も重要となります。これにより、訪問リハビリの方向性も変更する必要があるからです。もし、すぐに確認ができない場合（受診している病院が大学病院や大規模病院でドクターとすぐに繋がれない場合等）は、ご本人様やご家族様から受診時のドクターコメントや検査所見、内服薬の処方内容変更等の確認をします。これらでも具体的な情報収集が難しそうであれば、次回受診時までに必要なリスク管理等を訪問スタッフがドクター宛に手紙を作成し、ご本人様やご家族様に渡して頂き、それに対してのドクターのコメントを伝えて貰います。

## ⑵ 訪問した際のご活用者様やご家族様の印象や雰囲気

訪問をした際、ご本人様やご家族様の第一印象や雰囲気も大切な情報収集源となります。その日の表情や少しの変化を読み取る事、精神的に落ち込まれている時の表情の変化（喜怒哀楽）や動作への影響、逆に笑顔が見られる等があればその要因等を情報収集する事で訪問リハビリのプログラム内容や目標の変更等も視野に入れる事ができます。

訪問をしていく中で、今までと「何か違う」を読み取れる事ができるかどうかは、とても重要な能力です。これができるかどうかで在宅生活を安全に暮らして頂けるかどうかが決まるといっても過言ではありません。そのために、まずはご本人様やご家族様からよく話しを聞き、訪問していない時の生活状況やエピソード等を情報収集し、その変化を見逃さない事です。

なので、毎回の訪問の中でマンネリ化してしまう事もあるかもしれませんが、訪問した際の第一印象や動作の違いを感じる事が重要となります。

### (3) ADLやその方の生活状況

初回訪問時やその後のADLや生活状況について、住環境における情報収集も大事になります。その方の生活歴や1日の生活状況を確認する事で、どのような介入をしたら良いか？のヒントになります。例えば、初回訪問した際はとてもきれいな部屋であったのに、徐々に雑然とした部屋へと変わっていく事があります。独居であれば、ヘルパーが入っている事が多いですが、もしご

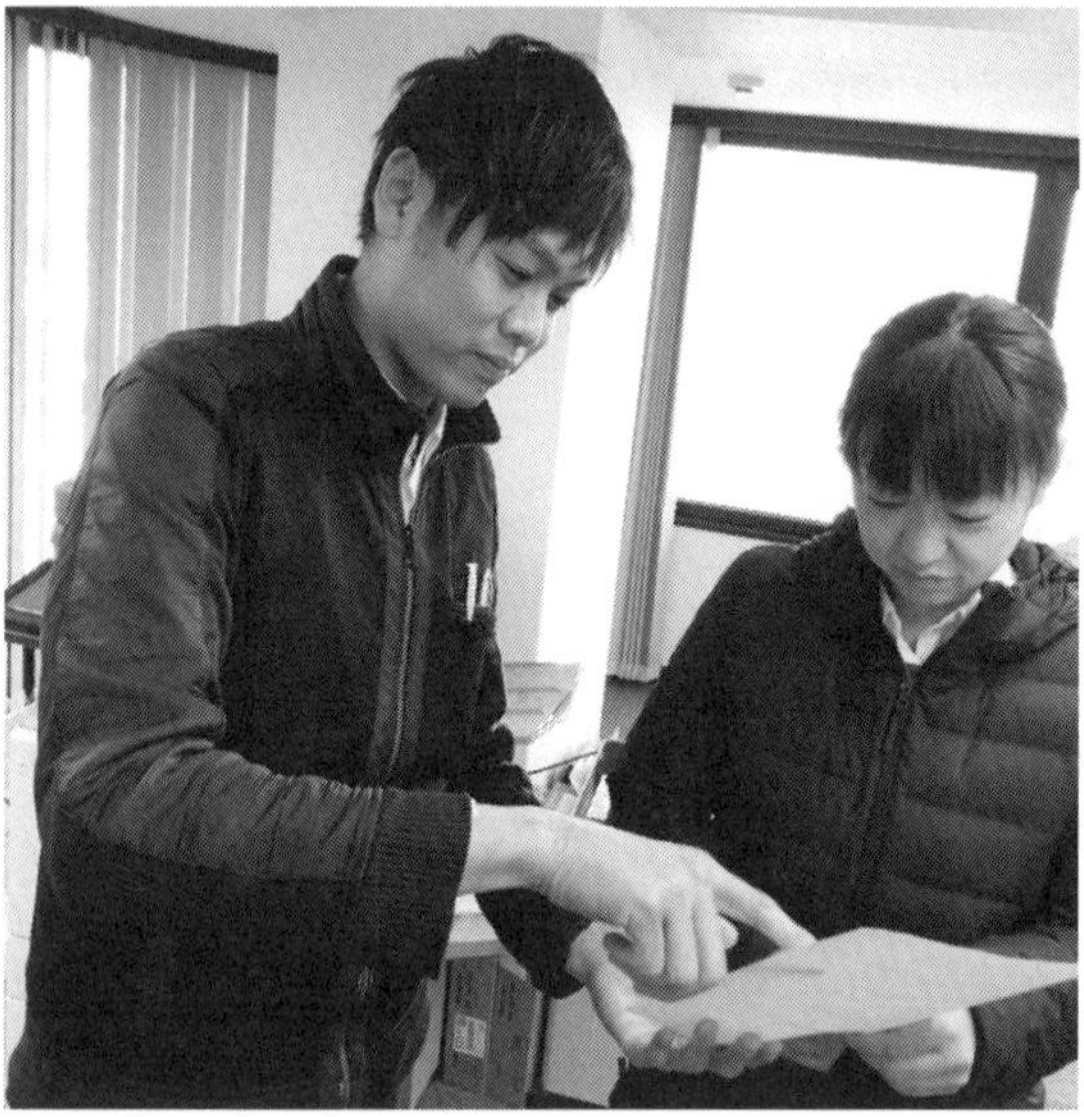

本人様も掃除ができるような方であればその原因が何なのか？　身体機能によるものなのか？精神的なものなのか？の情報収集をしていく必要があります。また、ご家族様と暮らしている方であれば、ご家族様の介護負担や疲労が増しているのかどうか？を観察する事も重要です。

これらの変化を見逃さずに、サービス内容変更が必要であればケアマネージャーへ報告、相談をし、よりよい生活環境にする必要があります。ケアマネージャーや社会福祉士、保健師等は要介護であれば月に1回、要支援であれば3ヶ月に1回程度の訪問となるので、毎週関わっている訪問スタッフがその変化に気付き、情報収集したものを連絡する事でよりよい生活環境を提供できます。

また、リハビリスタッフは「できるＡＤＬ」なのか「しているＡＤＬ」なのかをご本人様やご家族様から情報収集する事も大事になります。短期、中長期で情報収集をします。実際に、リハビリ中はできてもそれ以外の時間にできなければ生活の質を上げる事はできません。ご本人様の身体機能によるものなのか？精神的な所でできないのか？を評価し、ご家族様にも生活状況等の確認をします。必要であれば、改めて福祉用具や自助具等の再選定をし、より生活をしやすくする事が質を上げる事にも繋がります。そして、「できるＡＤＬ」から「しているＡＤＬ」へと変化していく事にもなります。

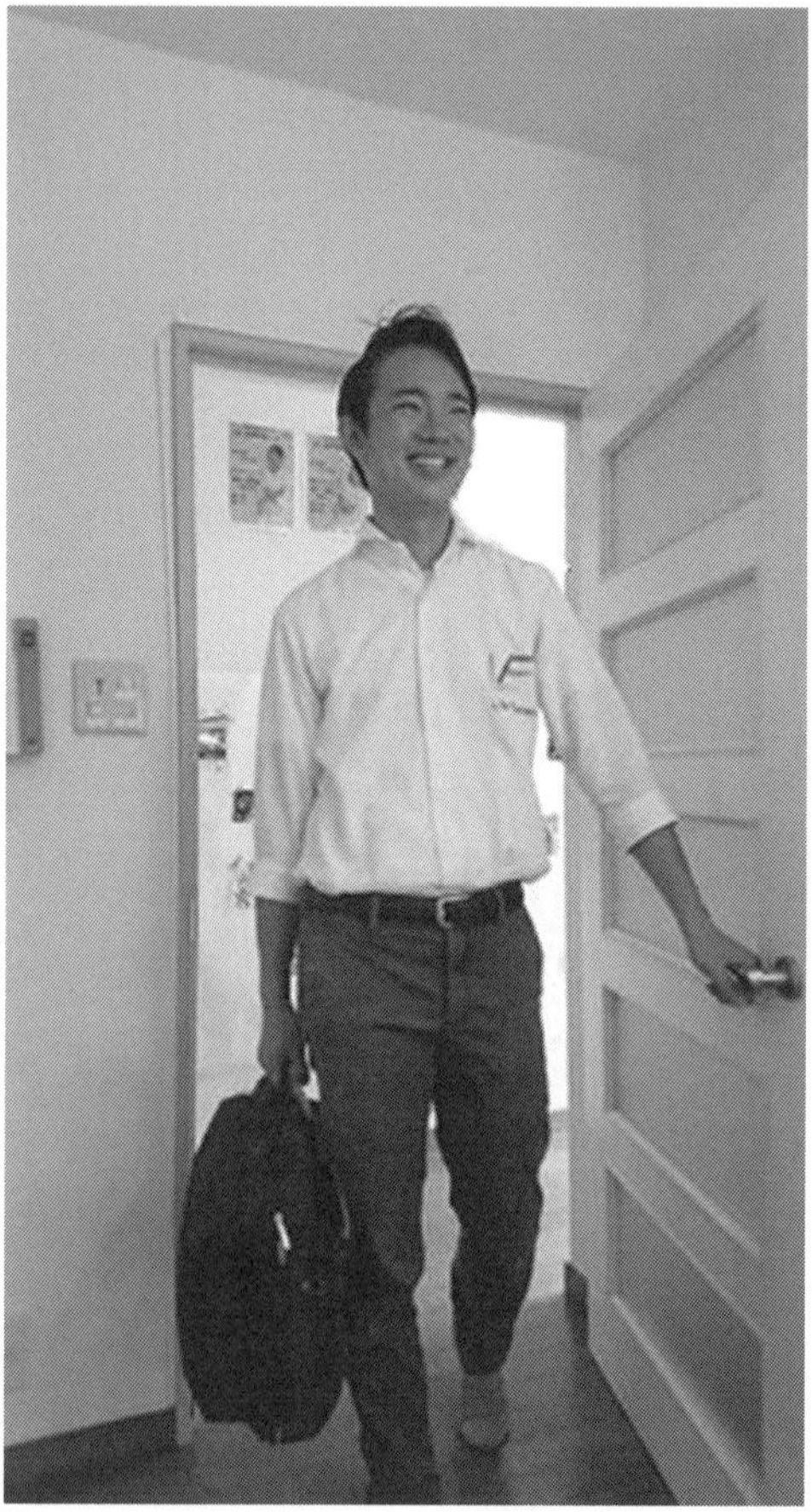

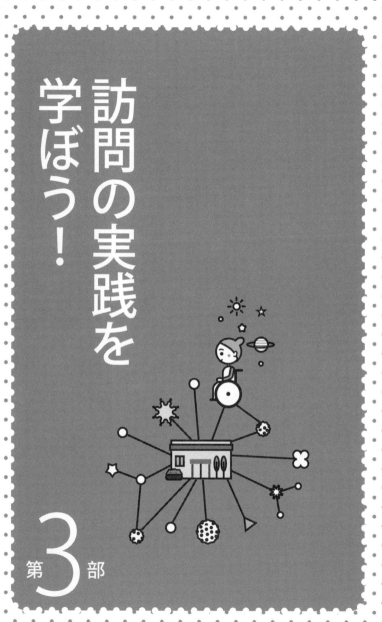

# 第3部

# 訪問の実践を学ぼう！

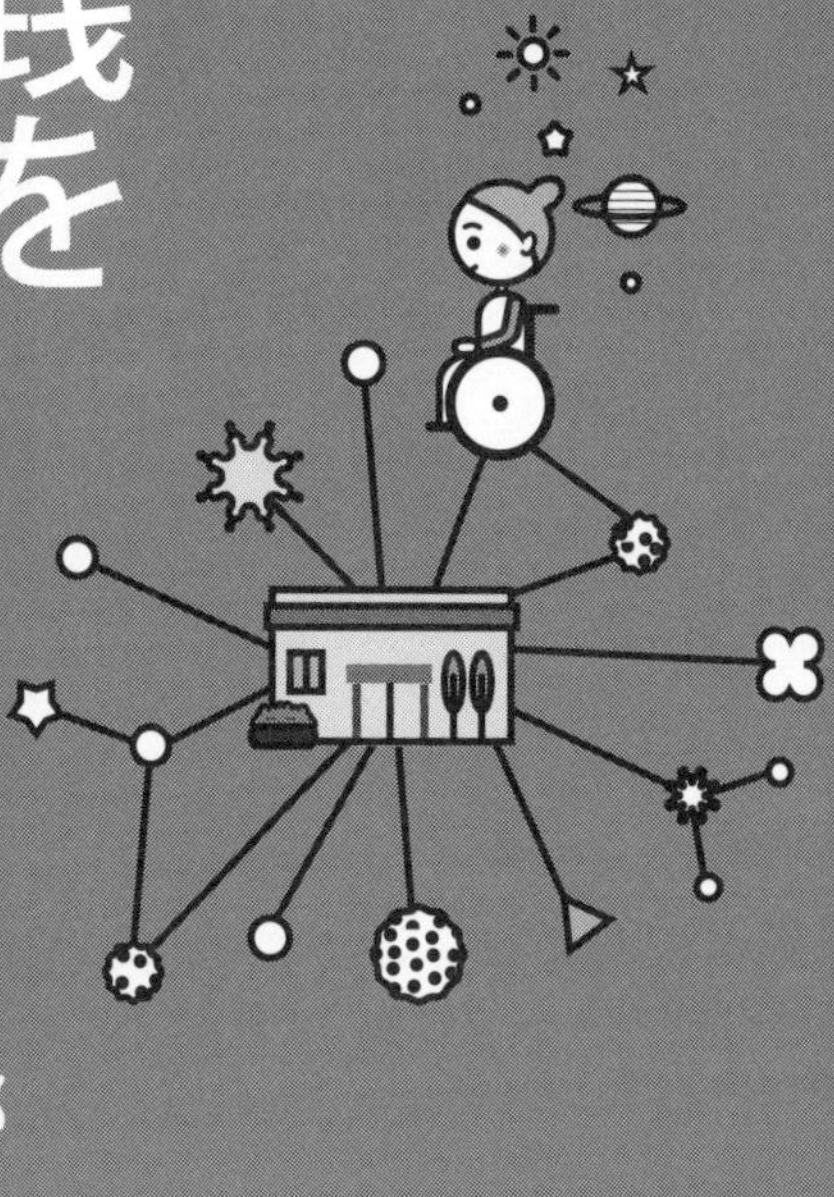

# 第5章

# 訪問リハビリの仕事の流れ

## 1　対象は非常に広範！

リハビリテーションに携わる理学療法士、作業療法士、言語聴覚士は病気や事故などで身体が不自由になった人たちの身体機能の回復を図り、社会や日常生活に戻るまでを支援する役割を担っています。病院では、疾患を治すことや失われた機能・能力を取り戻すことを中心にリハビリテーションが行われますが、在宅でのリハビリテーションは住み慣れた我が家もしくは地域で自分らしく生活していただくための支援をすることが中心となります。

病院でのリハビリテーションは退院することがゴールとなりますが、在宅ではそこがスタートになります。平成29年度厚生労働省が全国55歳以上の男女に「最期はどこで迎えたいか」という調査を行っており、54・6％が「自宅」、27・7％が「病院などの医療機関」と答えています。しかし実際に自宅で最期を迎えた人は平成28年度で13％しかいません。また平成28年度看護・介護を理由に離職した割合は85・8％を占めています。この数字から、私たち専門職の価値が地域で認められ活躍することができれば、ご本人の希望を叶えるだけではなく、ご家族の負担を減らすことができるということが読み取れます。退院してから自分らしく生活をしていただくために、その方がどのような人生を生きてきたのか、そして今後どう生きていきたいのか、ご本人・ご家族の意思を尊重し生活を支えるリハビリテーションを実施することが訪問リハビリテーションの醍醐味だと感じています。

訪問リハビリテーションの対象者としては、先述の通り、在宅で療養している人々（生活支援を要する人々を含む）とそのご家族になります。

疾患別に対象者をみると①一般的な身体疾患から難病や精神障害まであらゆる領域の疾患をもつ人々、②疾患名が特定されていない健康問題を抱える人々が含まれます。

さらに医療・看護サービス関連でみると①医療と訪問看護のサービスを受けている人、②医療のサービスは受けているが訪問看護・リハビリは受けていない人、③健康問題を抱えながらも医療や看護サービスを受けていない人、となるため、私たち訪問リハビリテーション従事者が関わる対象者はとても幅広いということがわかります。そして同時に、様々な対象者に臨機応変に対応できる能力も求められていることがわかります。

このような話をすると「訪問リハビリはベテランの仕事」と思われがちですが、病院と在宅の

## 訪問リハビリの対象者

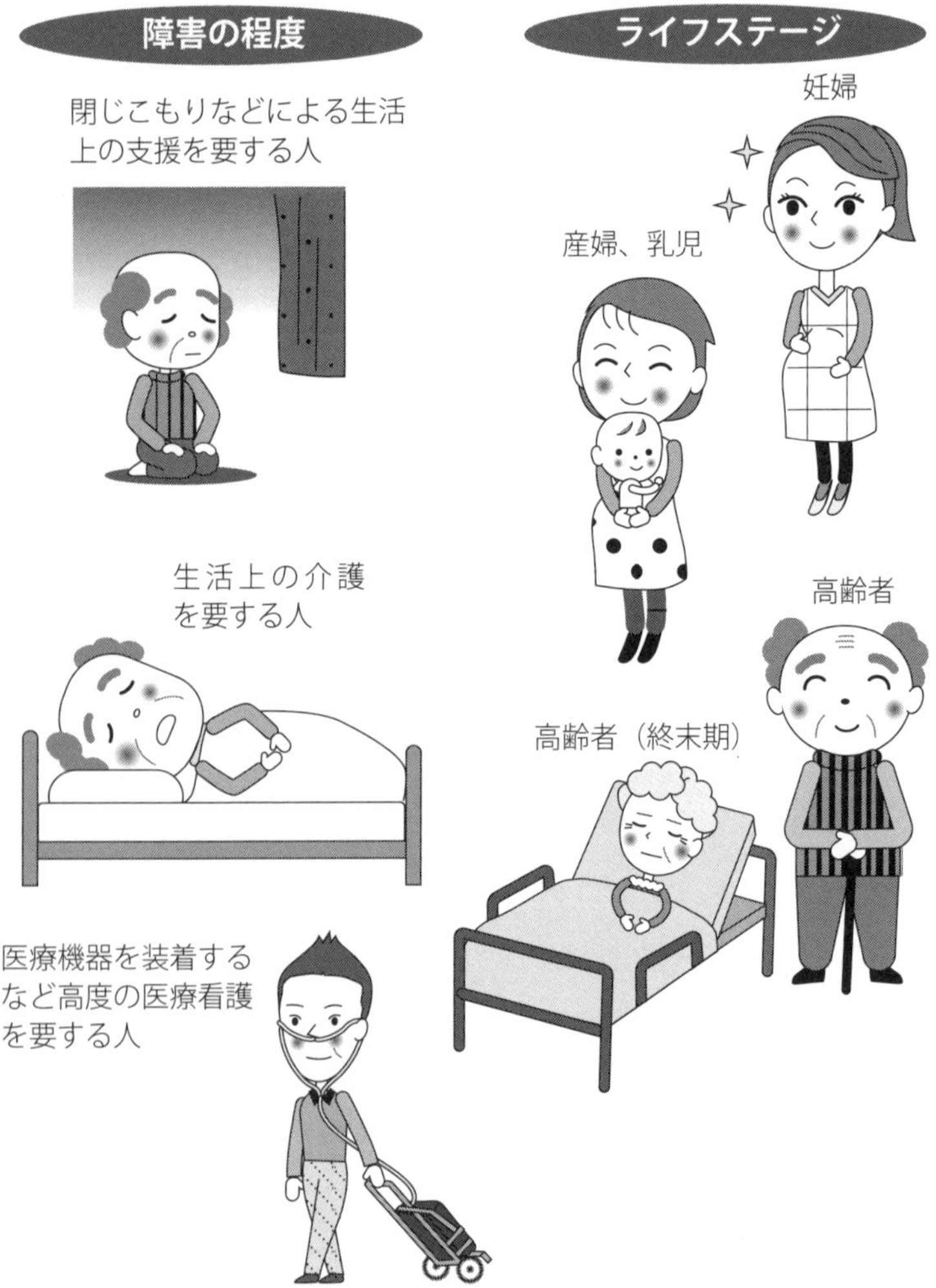
障害の程度
閉じこもりなどによる生活上の支援を要する人
生活上の介護を要する人
医療機器を装着するなど高度の医療看護を要する人
ライフステージ
妊婦
産婦、乳児
高齢者
高齢者（終末期）

フィールドは全く異なるため、新卒でもベテランでも社会的貢献度の高い訪問リハビリの分野で活躍したいという思いがあればいつでもこの世界に飛び込むことができます。

## 2 〝在宅〟の特質

では、具体的に病院と在宅のフィールドの違いについてお話します。

リハビリテーション病院では毎日のようにリハビリテーションが提供されますが、在宅に戻られてからはご本人が意欲的でない限りは自主的に毎日リハビリテーションを実施される方は少ない現状があります。そのため、リハビリテーション病院入院中から考えると活動量・運動機能が低下しやすい状態となるので、私たち専門職が定期的にご自宅に伺いリハビリテーションを提供することで「今できていること」を1日でも長くし続けられるよう介入することが必要となります。また、高齢者は特に社会との交流機会が減るため、具体的な生活指導・提案をすることで活動範囲の拡大と社会性の獲得を図ることも訪問リハビリテーションの目的と言えます。つまり、訪問リハビリテーションでは日常生活動作能力（ADL）の維持・向上だけではなく生活の質（QOL）の向上も重要な目的となります。

また訪問リハビリテーションは病院と違い毎日ご本人の様子を把握できるわけではないので、

「訪問をしていないときのことを考えた介入」が重要になります。自分が訪問した日から次の訪問予定日まで、その方が安全に安心して在宅生活が送れるかどうかを短い訪問時間内で評価し、訪問時間内に何をするべきか判断する力が必要になります。その際リハビリ専門職としての知識・技術だけではなく、看護師としての視点やケアマネージャーとしての視点など多岐にわたる知識・技術が求められます。つまり、専門職として自身の資格範囲内の仕事をしていればいい、という考え方は禁忌といえます。

## 3　在宅リハビリは〝地域専門職〟！

それでは具体的に在宅で働くリハビリ専門職として重要な視点を項目別に考えていきましょう。

在宅リハビリの仕事は〝地域専門職〟です。

私たちの考える地域専門職とは、ただ資格職として訪問するだけではなく人として社会人として地域のために何ができるかを追求し続けられるジェネラリストのことを指します。

地域専門職の業務を大きく分けると、個人へのアプローチ、社会へのアプローチの2つに分けられます。

## (1) 個人へのアプローチ

### ① 自宅での日常生活動作の自立指導

入院中、病院でもいわゆるADL訓練は行われますが、それはあくまでもご自宅の環境を想定したものであり、ご自宅の環境下において実際の生活動作訓練を実施できるのは「訪問リハビリテーション」となります。

### ② 住環境整備の助言

病気を罹患し、障害をもった人がご自宅で生活するためには、病気を罹患する以前と同様の住環境では生活できない場合もあります。その場合、ご自宅の住環境を整備することで解決されることもあります。しかし、住環境整備には、対象となるご活用者様（※私たちは患者様とは呼ばず、活かしていただくために用いてもらうという意味を込めてご活用者様とお呼びしています。）だけにフォーカスを当てるのではなく、同居されるご家族の生活にも配慮が必要です。対象となるご活用者様と

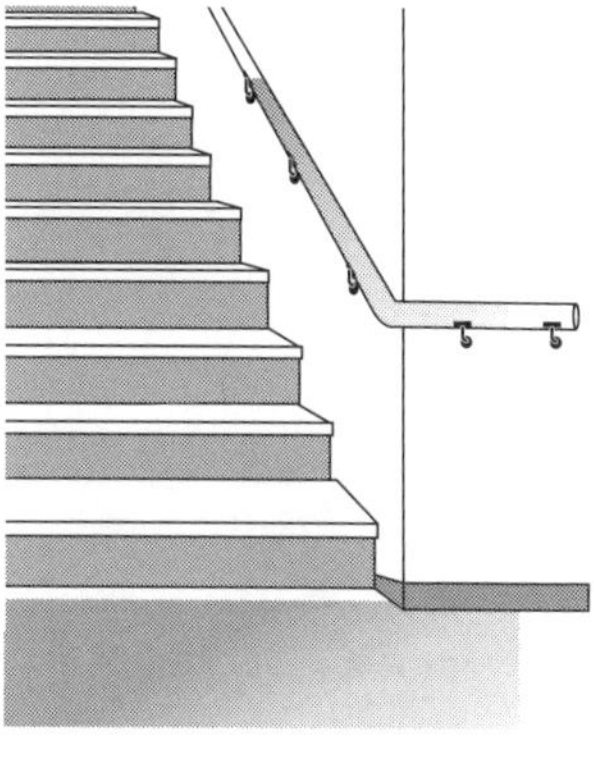

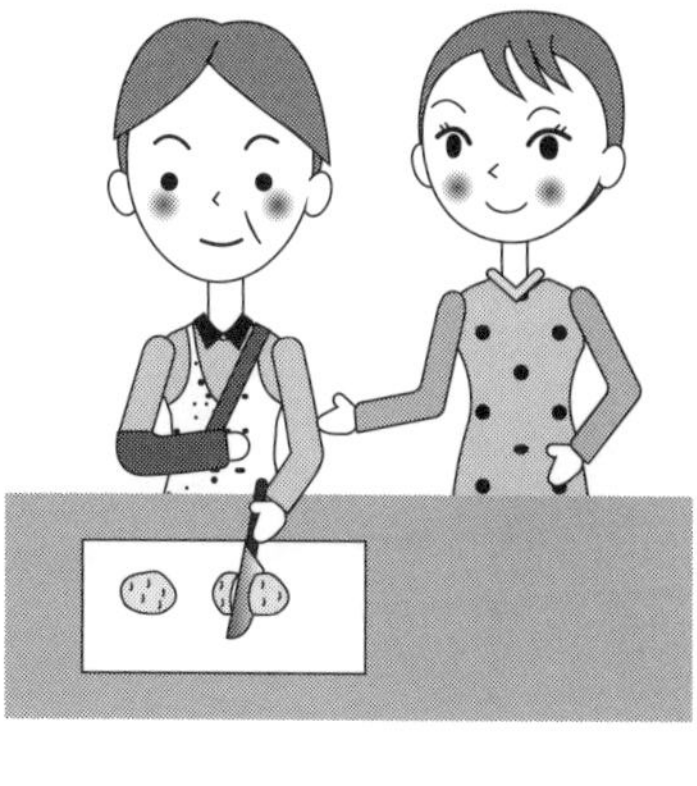

同居されるご家族両方の生活を考えることが重要です。

③　福祉用具利用の助言・使用指導

ご自宅の住環境を整備するとなると大掛かりな印象を受けますが、そこまでに至らなくとも福祉用具を導入することで、解決されることがあります。実際に、同居されるご家族の生活も考えると福祉用具導入を進めたほうが良い場合が多いです。実際に福祉用具を導入する場合は、地域専門職であるＰＴ／ＯＴと福祉用具専門相談員とで意見を出し合い提案するケースが多いです。そうした場合においても最終的な決定権はご活用者様とご家族様にあります。あくまでも選択肢を与えて選んでいただく関わりをします。

④　社会資源活用の助言

病気や障害により、ご自宅に閉じこもりがちになるご活用者様もいらっしゃいます。あくまでもそのご活用者様の現状や希望を把握した上で、必要に応じて通所サービス導入をケアマネージャーと相談することもあります。地域の体操教室なども地域専

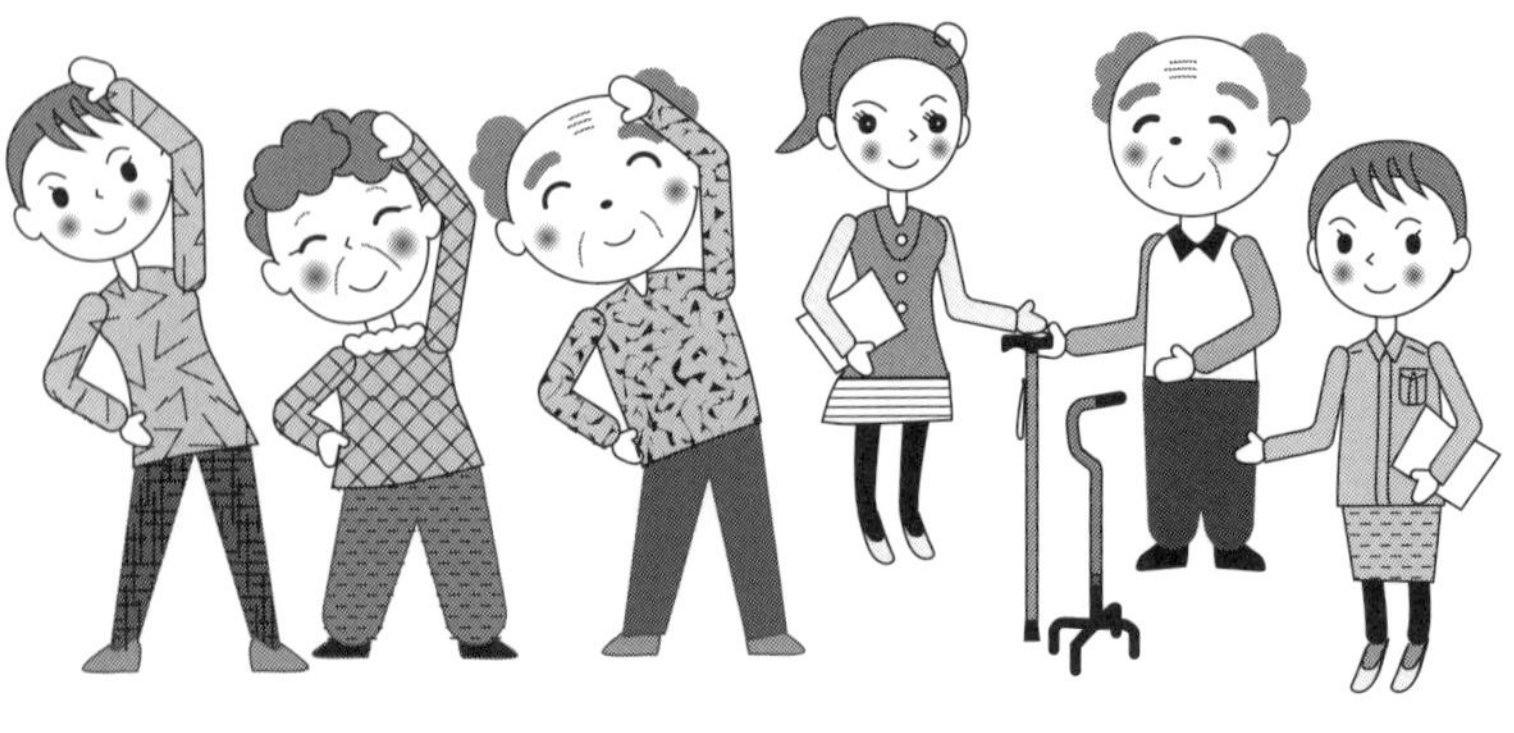

門職の大切な役割であり、そういった場への参加を提案することもあります。

⑤　家族介助者への援助・指導

ご家族への介助指導も大切な地域専門職の役割です。訪問では「いないときのことを考えたリハビリ」がとても重要です。病院の継続的な関わりから、在宅の断続的な関わりへとシフトした際には、常に医療の目が届かない在宅生活となるため、あらゆる事象を想定して指導を行います。転倒した際の介助方法などもその一つです。

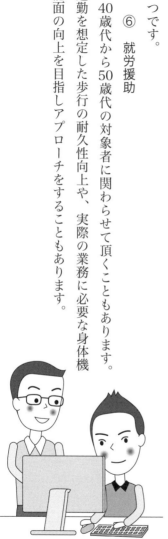

⑥　就労援助

40歳代から50歳代の対象者に関わらせて頂くこともあります。通勤を想定した歩行の耐久性向上や、実際の業務に必要な身体機能面の向上を目指しアプローチをすることもあります。

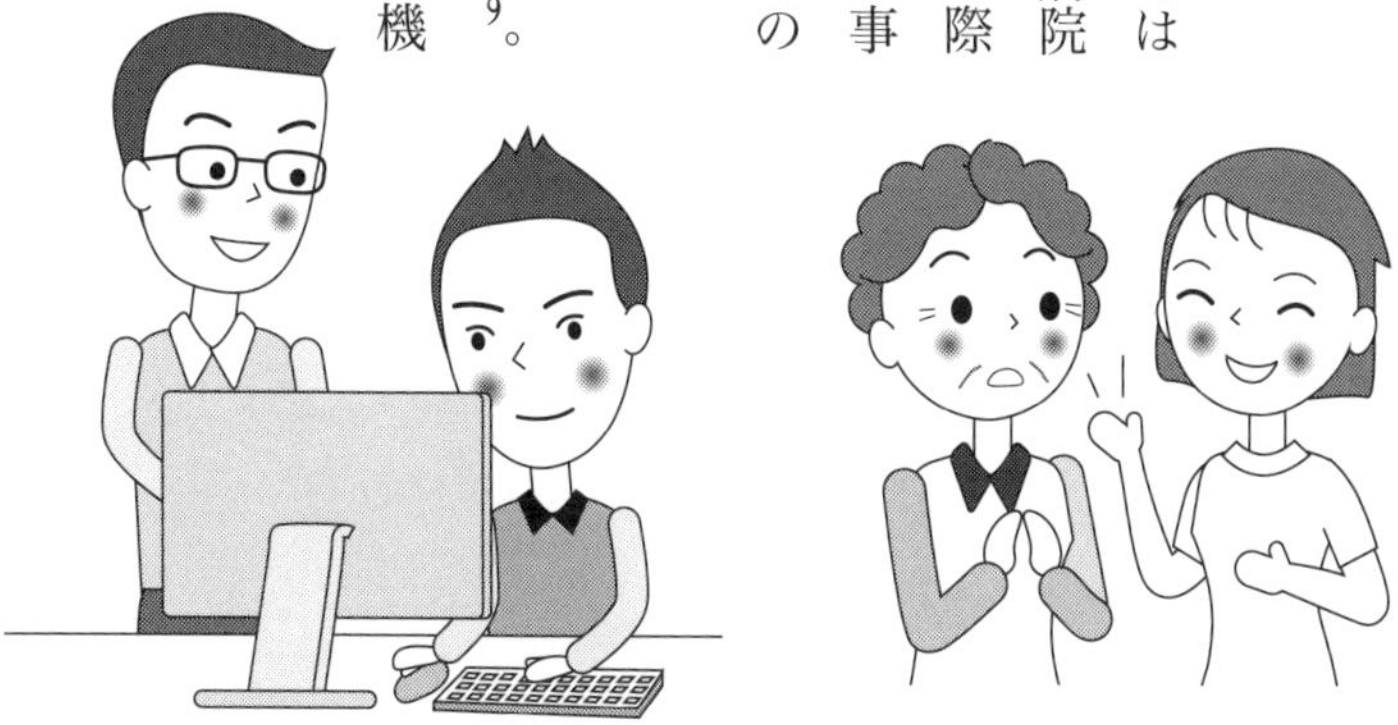

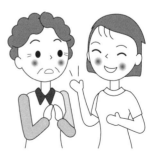

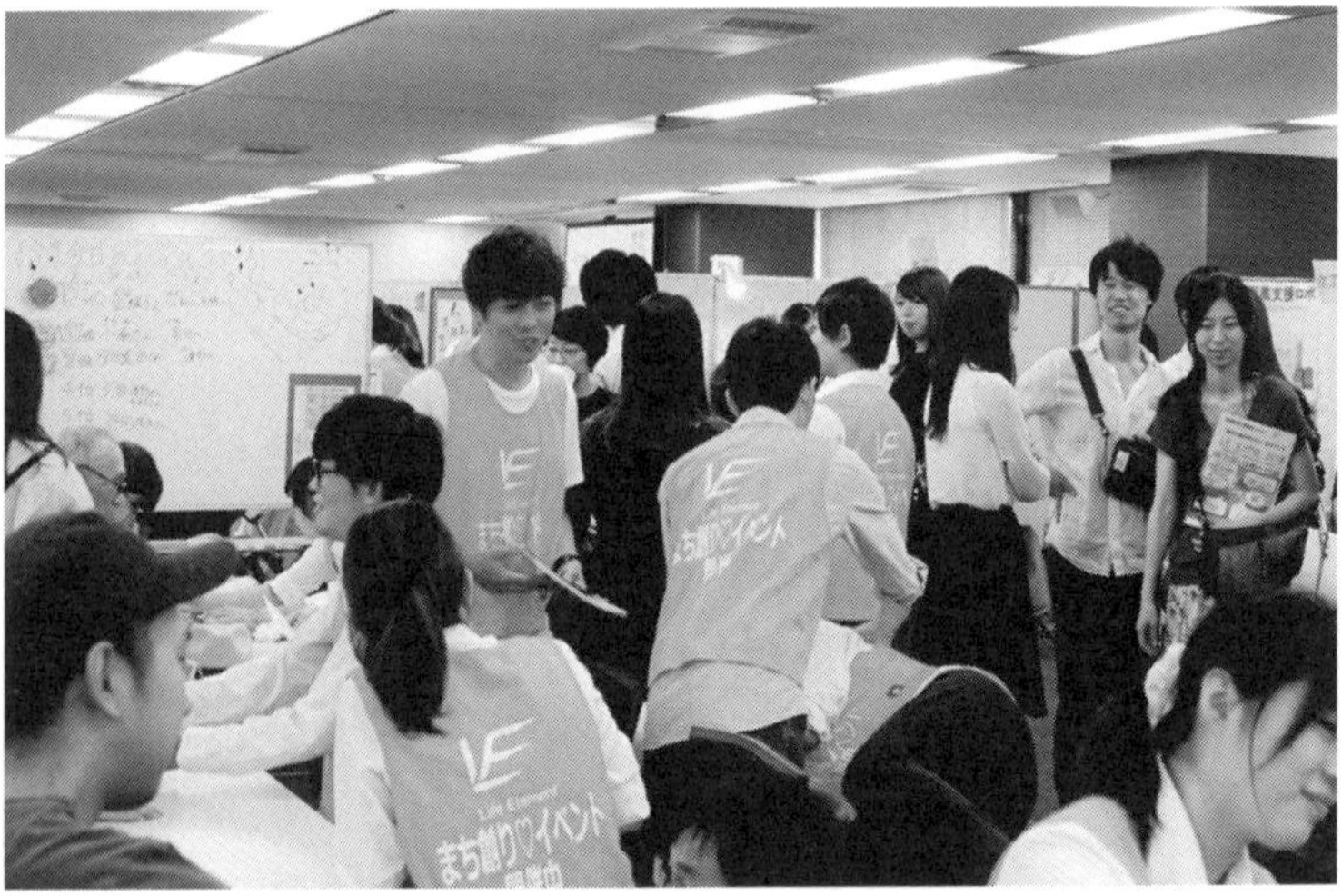


## (2) 社会へのアプローチ

### ○ 住みやすい街づくり運動

「自分の親を呼びたい街づくり」を掲げ、地域専門職から社会へ発信する機会もとても重要です。「誰かがやってくれる」では何も変わりません。「自分たちが変えていく」という考え方で社会へ発信していく必要があります。

## 訪問リハビリの流れ

| | |
|---|---|
| ステップ１ | 地域包括支援センターあるいは地域居宅支援事業所から新規ご依頼の相談がくる。 |
| ↓ | |
| ステップ２ | 退院カンファレンス（入院中の病院に伺い、ご本人・ご家族・主治医・退院調整看護師・ＭＳＷ・ケアマネージャー・サービス担当事業所等が集まり、今後の方針について話し合う場）が開催される場合は参加する。 |
| ↓ | |
| ステップ３ | スケジュール調整を行い、契約・サービス担当者会議（ご自宅にご本人・ご家族・ケアマネージャー・サービス担当事業所が集まり、ケアプランや目標を情報共有する場）を実施する。 |
| ↓ | |
| ステップ４ | 訪問リハビリテーション開始。初回訪問時にNeedsを聴取した上で目標設定し、評価を進めプログラム立案していく。目標の再設定、プログラムの再立案を繰り返し、必要に応じて地域資源をご本人・ご家族・ケアマネージャーに提案し、より良い在宅生活を送っていただくための支援を行う。 |

## 栄養士からみた在宅リハビリ②

### ◎リハビリ栄養の考え方

リハ栄養とは、患者の栄養状態も含めて、国際生活機能分類（ＩＣＦ）に基づいて評価を行った上で、障害者や高齢者の機能、活動、参加を最大限発揮できるような栄養管理を行うことです。リハと栄養管理を同時に行う事で、リハの効果がより発揮される可能性があります。

リハを行っている患者では様々な栄養障害や、サルコペニア（筋肉量低下）が多く見られています。栄養障害やサルコペニアがあると、身体機能の低下、気力の低下、易疲労感をもたらすので、リハの効果は得られにくくなります。ですが適切な栄養管理を行うことでリハの効率を上げることができます。例えば筋肉量増加を目指したリハを行うとします。低栄養状態で体のエネルギーが不足している状態でリハを行うと、体内では不足しているエネルギーを補うために、筋肉を分解してエネルギーを得ようとします。その結果リハをしているのにも関わらず、筋肉は分解されエネルギーになり、筋肉量は減少します。適切な栄養管理を行い、栄養状態が良好な場合は、必要なエネルギーが満たされているため、摂取したたんぱく質は筋肉の合成に利用され、筋肉量の増加が見込めます。

リハを行うにあたり、必要なエネルギー量とたんぱく質量を摂取することが重要で、リハ職と栄養士の連携が必要です。

リハを行っている患者に低栄養が多い理由は、摂食嚥下機能の低下や食欲不振などによる低栄養、急性疾患による筋肉の分解による低栄養が考えられます。また回復期リハ病棟ではリハによるエネルギー消費が急性期に比べ増加しますが、それを考慮していない栄養管理を行っている場合は栄養状態が悪化してしまいます。急性期病棟から回復期病棟に移り、リハの内容が変更になる場合は必要エネルギー量やたんぱく質が満たされるように再度栄養アセスメントを行います。

リハ栄養アセスメントを行うポイントは以下の5つです。

・栄養障害を認めるか。認める場合は原因は何か評価します。
・サルコペニアを認めるか。認める場合は原因は何か評価します。
・摂食嚥下障害を認めるかどうか評価します。
・現在の栄養管理は適切か、今後の栄養状態はどうなりそうか判断します。
・機能改善を目標としたリハ（レジスタンストレーニングや持久力増強訓練）を実施できる栄養状態か評価します。

低栄養の患者に栄養状態を加味せずリハを行っても、リハによる効果が見込めないどころか、リハによって低栄養を悪化させる可能性があります。「栄養ケアなくしてリハなし」「栄養はリハのバイタルサイン」という日本リハビリテーション栄養学会のコンセプトを意識し、リハと栄養の連携をとっていく事が必要です。

第6章

# リハビリ前に重要！フィジカルアセスメント

## ◎フィジカルアセスメントって何？

フィジカルアセスメントという言葉、おそらくリハビリの学校ではあまり聞かなかったのではないでしょうか？

フィジカルアセスメント

直訳すると、

フィジカル＝肉体

アセスメント＝情報収集にもとづく評価・判断

となります。さて皆さんの中には「肉体の情報収集にもとづく評価」という言葉から「可動域や筋力など」ね！と瞬間的にイメージされる方も多いと思います。

しかし、これから説明する「フィジカルアセスメント」はそのような筋骨格系だけではありません。

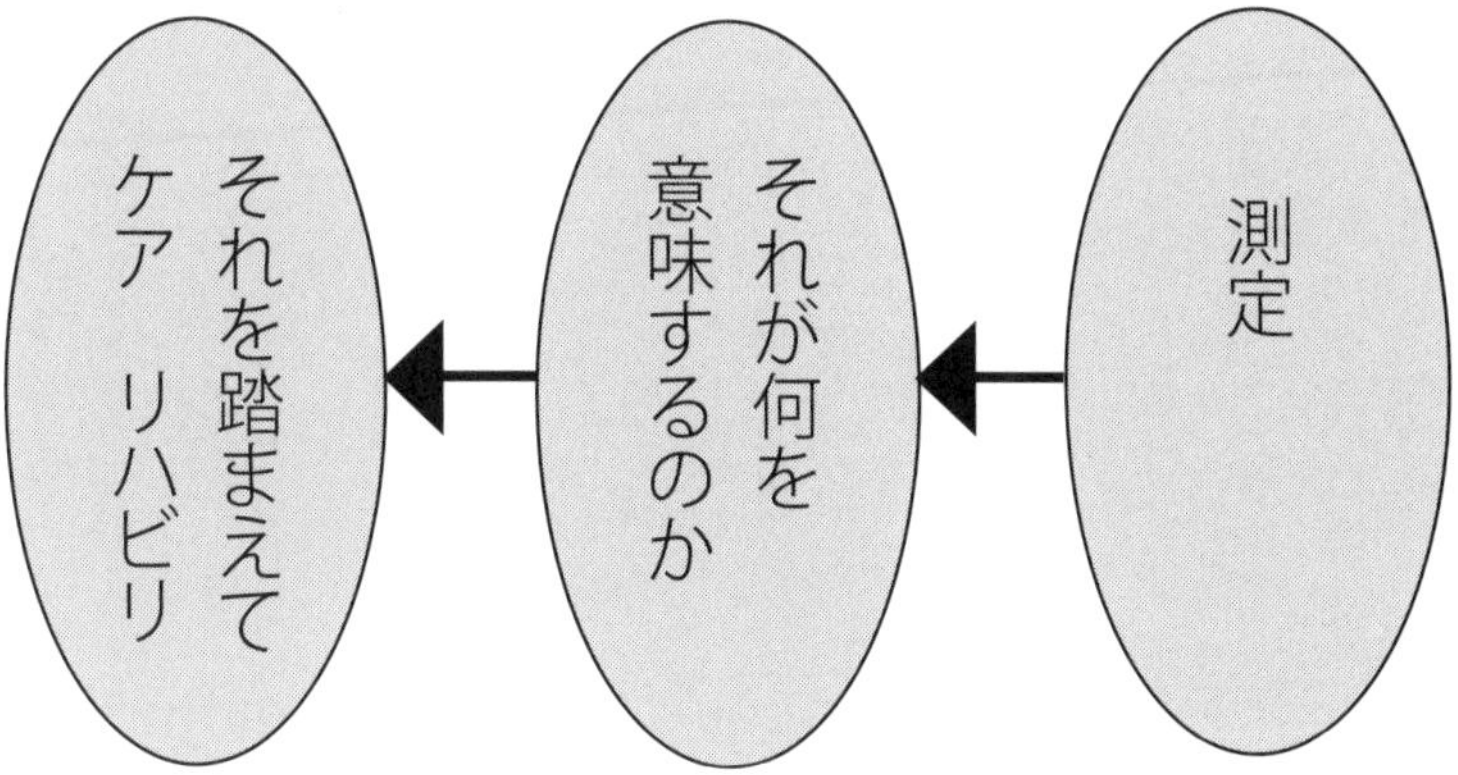


患者さんに直接触れ、耳で聴き、言葉で聴き、目で診るといった、あらゆる「○診」全てを指します。

在宅ではリハビリ職でも看護師レベルのアセスメント能力、着眼点が必須なのです。

その理由は後ほど。

## ◎フィジカルアセスメントで大切なこと

ではいわゆるバイタル測定とどう違うのか。

もちろん前述した通り、それは測定で終わるのでなく評価し判断するのがフィジカルアセスメントです。更に言うと診断だけではなく、そこから何を考え、どういったケアやリハビリをすると良いのかを考えることが大切なのです。

病院では毎朝病棟の看護師が一部屋ずつ回って、その日の様子とバイタル測定を確認していきます。その後リハビリとして病室に迎えに行く時は、事前にナースステーションの看護カルテを開き、その日の情報を確認することができます。また朝の担当看護師より『今日、○○さんは○○だったのでリハビリ控えめにお願いします』や『○○なのでその後の変化を報告してください』と共有がなされます。

しかし、在宅は違います。訪問時にイチから測定し、評価し、その結果を考察してからリハビリに臨まなくてはいけません。だから看護師と同等レベルでフィジカルアセスメントができないといけないのです。

リハビリを拒否された！それって本当にモチベーションのせい？

もしかして重大な内科的状況を見逃していない？

熱がある！クーリングが必要！

それって今冷やしていい時期？

脈拍が多い。頻脈だ！

本当に？薬で調整されていない？

その値の意味を考えれば「行うケア・リハビリ」も変わってきそうですよね？

それでは次から訪問時に特に重要なアセスメント項目をピックアップしますので一緒に学んでいきましょう。

## ◎フィジカルアセスメントの実際

### 1　体温

日本人の平均体温は約36・8９度とされています。一日の体温変化は±１度以内に収まります。37度以上だから熱発している！リハビリはマイルドに！　…は安易なアセスメントです。

その温度が何を意味するのかを考えましょう。

ところで、なぜいつも腋で測るか知っていますか？　少し考えてみてください。

外気にさらされている部分は当然、外気温に影響を受けやすいです。だから外気影響を受けづらい体内の温度を測る必要があるのです。飲食や運動直後、入浴後は体温の測定には向きませんのでご注意を。

#### ◯　発熱時の対応について

熱発をしていると冷やすべき！　熱が高ければ３点クーリング！

…と反射的に行動を起こしていませんか？

## クーリングを行うべきところ

体温はセットポイント（最適温度設定）が書き換えられることによって上昇する。上昇が止まったところがクーリングすべき時期。上昇期には行わないこと。

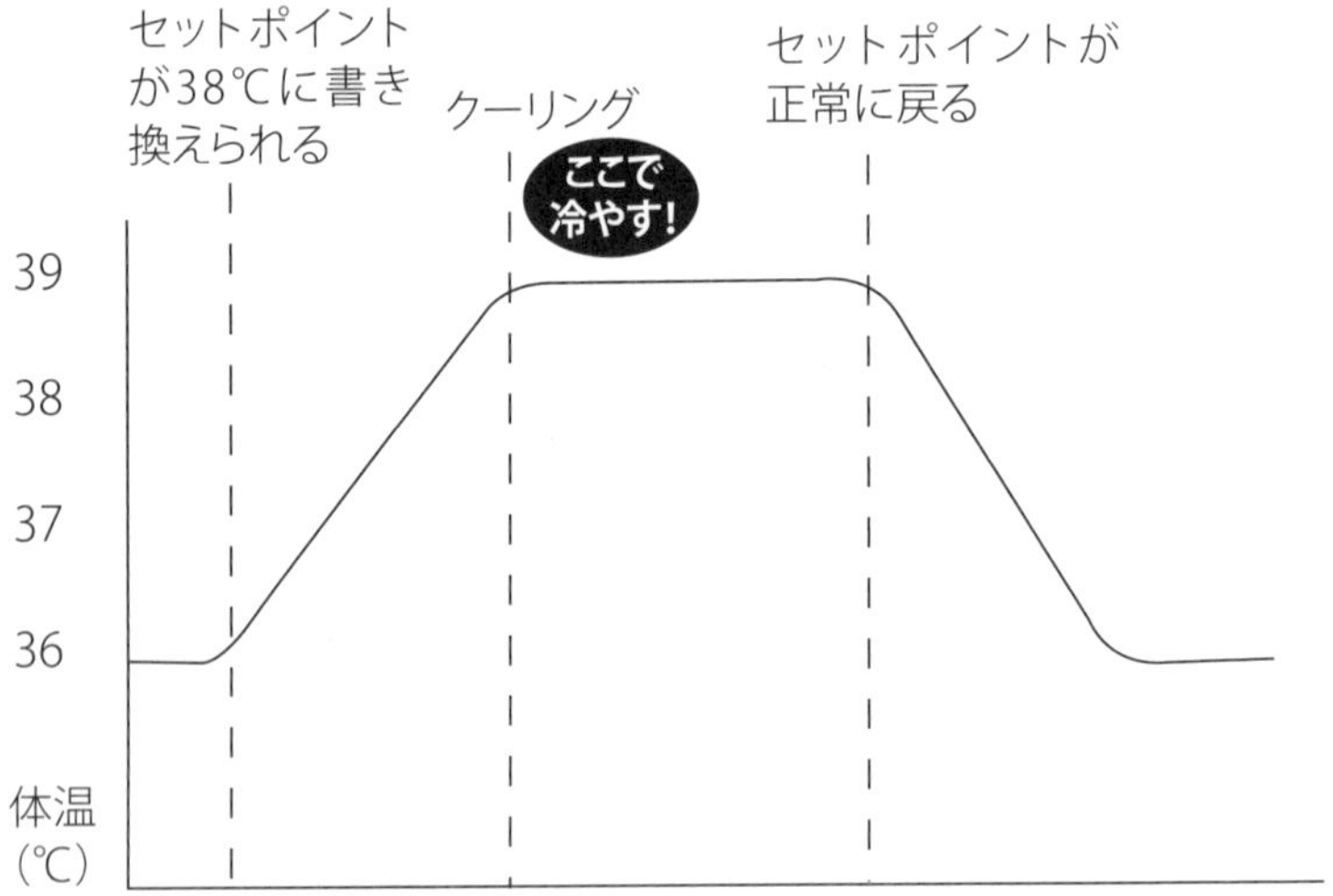


## ちょっと待って！

熱発しているときは「冷やすべき時」と「冷やさない方がいい時」があります。看護では常識です。

クーリングの適応を理解する前に生体反応のメカニズムを知りましょう。

私たちの体温は視床下部の体温調節中枢にて最適な温度設定（セットポイントと呼ぶ）を保ちます。

ウィルスなどが侵入した時、身体はウィルスの増殖を抑えるために防御反応を働かせ、セットポイントを上昇させます。セットポイントが上昇すると結果、低い体温を上昇させようとシバリングなどで体温を上げようと作用します。つまり視床下部

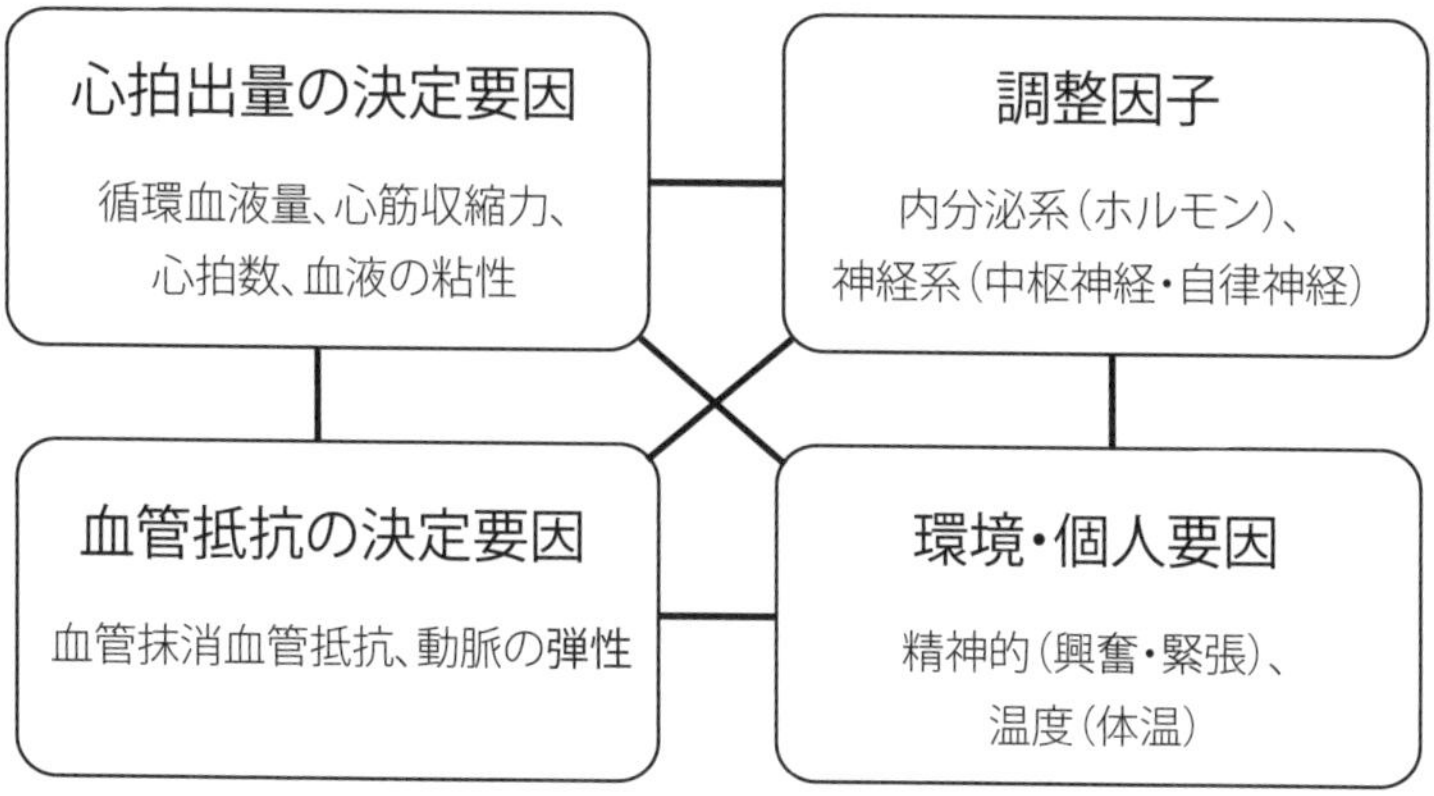


の体温調節中枢があえて体温を上昇させている状態です。この時に必要なのは保温です。セットポイントを上げている最中に体を冷やすことは免疫機能を低下させたり、熱産出を高めようと余計な体力消費を招いてしまうので、基本的には行いません。

体温を上げて原因を除去させると、徐々に体温を低下させます。セットポイントが下がり始めたら、様子を見ながらクーリングしましょう。この時、発汗後であれば体を冷やしすぎてしまうので着替えなどして衣類などを快適な状態にしてあげてください。

40度以上の熱が一気に出た場合は臓器への深刻なダメージの可能性もあるので早急なクーリングを行い、医師、看護師にすぐに報告しましょう。

## 2 血圧

血圧はリハビリでも非常によく関わる項目ですね。まずは基礎的なことから確認します。

血圧＝心拍出量 × 血管抵抗

ということは皆さんご存知のことだと思います。

簡単に説明すると、心臓から出ていく血流が血管を推す力（圧力）となります。

これらの要因が相互に大いに関与し、血圧を決定づけるのです。

在宅では病院のように動脈ラインをとり、正確な血圧を測定することはできません。

そのため、その他のフィジカルアセスメント所見と照らし合わせて血圧の状況把握が必要になってきます。そして在宅では生活内での身体活動やストレスなどにより、血圧が大きく変化してくることも考えられます。普段の血圧を把握し、血圧変動がある際の対応方法など明確に共有しておくと、ご本人やご家族は安心することが多いでしょう。

### (1) リハビリ中血圧変動に対して

①　血圧高値の場面

〈労作時〉

・収縮期血圧（以下：SBP）200mmHg 以上
・拡張期血圧（以下：DBP）120mmHg 以上
〈安静時（普段の血圧と比較して）〉
・SBP40以上やDBP20以上高い時には注意してリハビリ介入が必要。

② 血圧低値の場面

リハビリ中の血圧低下に関しては注意が必要です。

起立性低血圧のように一時的に血圧低下することもあり、転倒・転落にもつながりかねません。

在宅では家族が一時的な低血圧・ふらつきでも不安になり、緊急電話で対応するということも珍しくありません。多数の内服を飲んでいることや高齢というリスクがある限り、起立性低血圧を起こすことはよく見かけます。必ずご家族へ対応方法や状態悪化による血圧低下との違いを説明する責任があるでしょう。

## (2) 測定の仕方

さて、みなさん、血圧の正しい測定の仕方はもう理解していますよね？

確認のために次の設問を考えてみましょう。

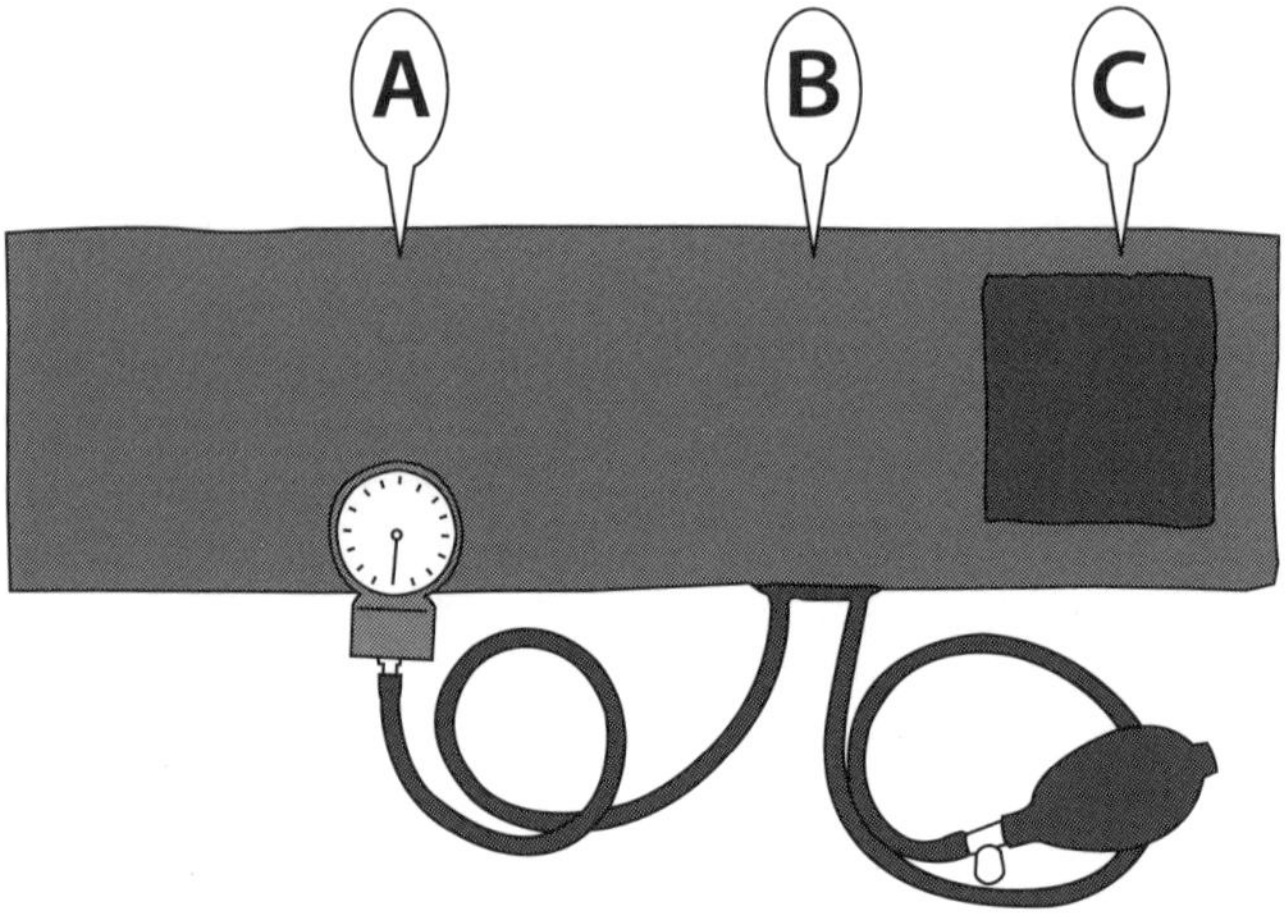


**問1　マンシェットの正しい巻き方**

マンシェットのどの部分が上腕動脈にあたればよいでしょう？（上掲図参照）

**問2　ここから聴診器を……**

A：マンシェットの中に全部入れ込む

B：マンシェットの中に入れ込まない

答えは……

**問1**

**正解B**：マンシェットのカフバッグの真ん中に上腕動脈が当たるように巻きましょう。

なお、肘関節の2～3 cm上にマンシェットの下縁が来るようにし、強く巻き付けるのではなく、指が1～2本入るぐらいの余裕を持たせましょう。

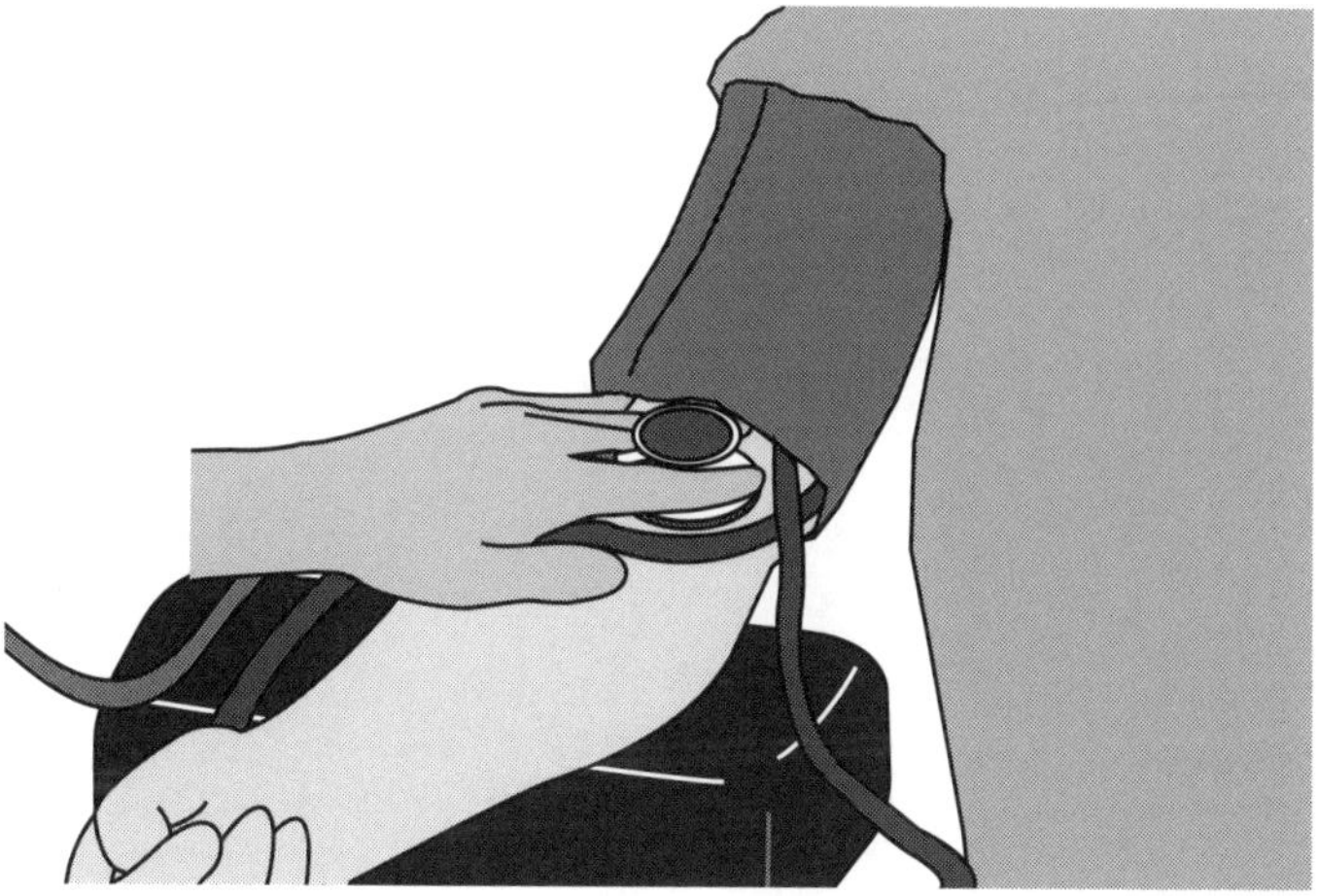

**問2**

**正解B**：マンシェットの間に聴診器を挟むのは厳密にいうと正しいやり方ではありません。なぜかというとすべて入れ込んでしまった場合、聴診器自体の高さが余計な圧を加えてしまい、正確な数値が測定できなくなるからです。

## 3　脈拍

脈拍とは動脈壁を伝播する脈波のこと。つまり抹消動脈の間接的な評価により、心血管系の動的な情報を得ることができます。在宅医療の現場では脈拍から得られる情報は大変貴重なものになります。

ここでは脈が多ければ頻脈、少なければ徐脈というアセスメントだけでなく、もう一歩踏み込んでみましょう。

**○ 観察するポイント**

① 脈拍数（回／分）
② リズム
③ 強さ
④ 左右差部位

**○ 脈拍正常値**

基本は1分間の脈拍数を測定する。
100＞脈拍＞50
徐脈↓50以下
頻脈↓100以上

脈拍に影響を及ぼす因子は精神状態、入浴前後や運動前後、睡眠状態、発熱状態などがあります。発熱時には体温の上昇に比例して脈拍数は上昇します。数が多い少ないだけで判断はできませんね。

〈結果から予測されるもの〉

・頻脈↓発熱、脱水、貧血、疼痛
・徐脈↓低体温、脳圧亢進
・脈拍が微弱↓血圧の低下、脱水
・リズムの不整↓不整脈
・左右差、部位差↓血流障害など

## 4 呼吸、酸素飽和度

なぜ呼吸状態のアセスメントが必要なのでしょう？

在宅では採血や血液ガス、レントゲン等、アセスメントに必要な材料は制限されています。サマリーや外来時に検査したのであればデータとして確認できますが、最新情報ではないことも多いものです。

在宅リハビリ中、もしくは訪問していないときの状態変化に対して、呼吸数や異常呼吸は急変を先回りして教えてくれている指標として理解してもらいたいです。『血中酸素濃度（$SpO_2$）が

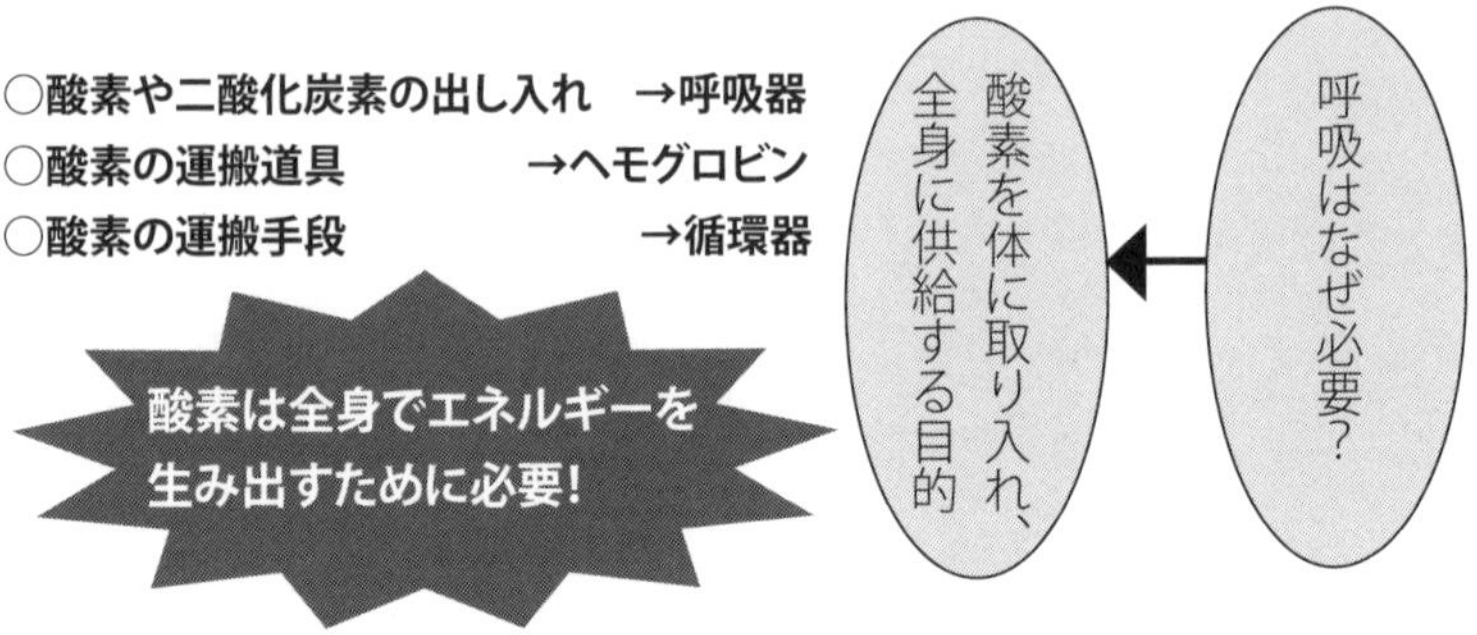
呼吸はなぜ必要？
酸素を体に取り入れ、全身に供給する目的
○酸素や二酸化炭素の出し入れ　→呼吸器
○酸素の運搬道具　→ヘモグロビン
○酸素の運搬手段　→循環器
酸素は全身でエネルギーを生み出すために必要！

正常値の範囲内であるから大丈夫』と思わないことが重要です。在宅という環境は病院とは異なるため、呼吸状態の変化を見逃すと、ご活用者様やそのご家族は不安な在宅生活を過ごすことになります。全身状態が変われば救急搬送や入院等のリスクも高いことが予測されます。一度の見落としや安易なアセスメントがご活用者様の人生に大きく関わることを肝に銘じて欲しいです。

## (1) 測定方法

始めに呼吸状態を評価するにあたって、声かけ・評価方法には十分に注意をしましょう。『今から呼吸の様子を見させてください。』等の声かけや、聴診・呼吸状態把握のための触診などの外的刺激により、呼吸様式は大いに変化することを理解してください。呼吸数や呼吸様式の評価と聴診を行うときの呼吸は安静時（通常）呼吸と別物と考えて欲しいです。

**ポイント**：脈拍測定時に続けて測定すると行いやすい。

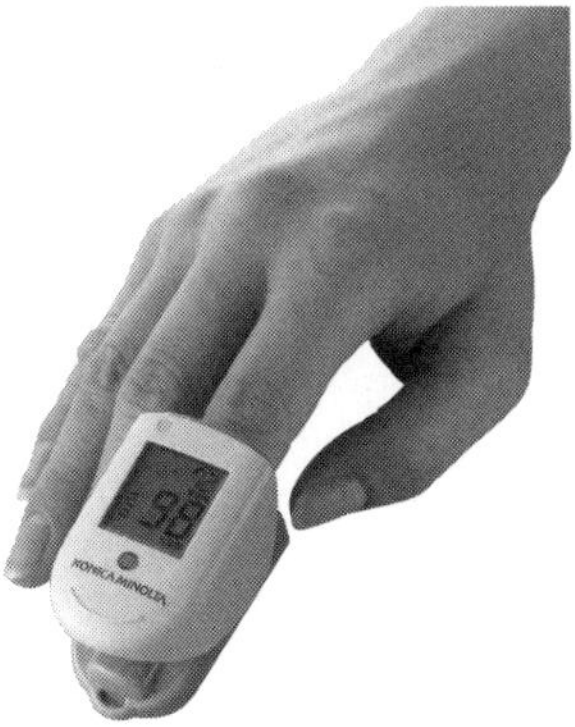


パルスオキシメータ（コニカミノルタ株式会社　PULSOX-1）

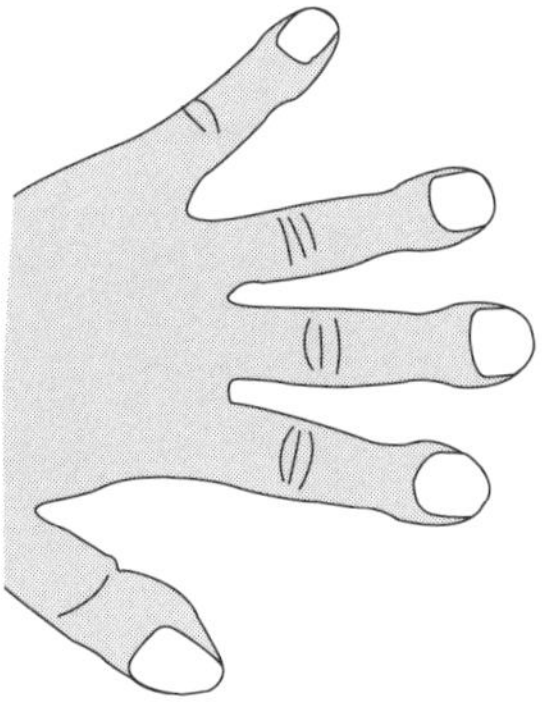

長期の呼吸不全によって起こる「ばち状指」

## (2) 測定項目

①：$SpO_2$（血中酸素濃度）

パルスオキシメータを使用し測定。（在宅では必要な方へは購入を促す）

②：視診

呼吸数のチェックに加え、チアノーゼに関してもスクリーニング評価を行いましょう。

口唇や爪床部分のチェック。長期の呼吸不全ではばち状指が認められる。

**※チアノーゼ**↓動脈血酸素分圧低下に伴い、粘膜が暗紫赤色に着色すること

③：必要時は服をまくり呼吸様式評価

視診で腹式呼吸・胸式呼吸・胸腹式呼吸の評価を行うことができます。評価対象の呼吸パターンや使用している筋肉を

胸郭の変形の例

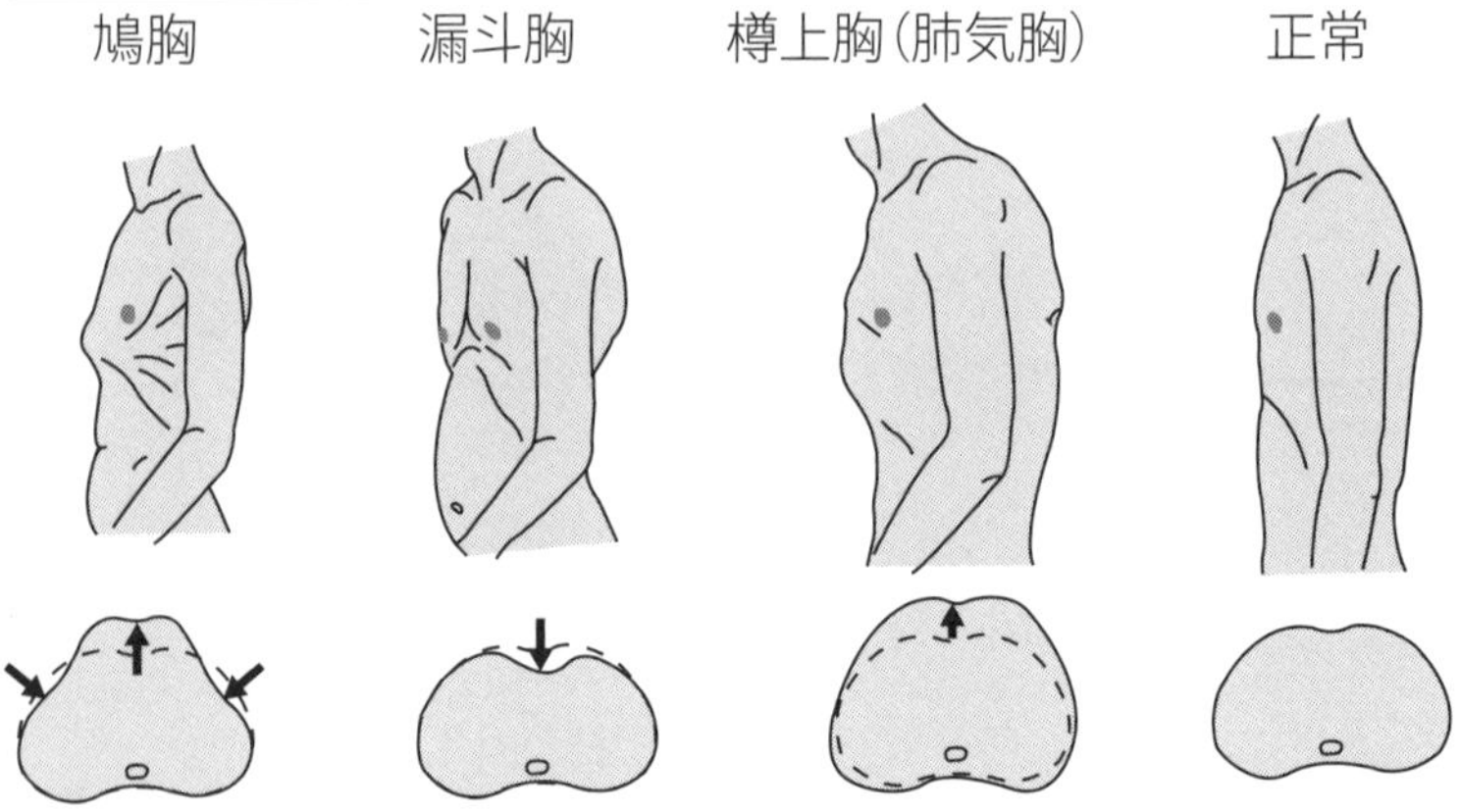


しっかりと評価しましょう。努力呼吸パターンでは呼吸補助筋の過活動が見られます。

④　触診

胸郭変形や呼吸補助筋を触診にて評価します。

胸郭の変形→漏斗胸・側湾症・樽状胸郭・胸郭（肺）外科術後

⑤　聴診

〈聴診方法〉

聴診器を用いて聴診します。

聞く部位の順番は、まずは前面の【喉→気管→左右上葉→左右中葉→左右下葉】、続いて背面から【左右上葉→左右中葉→左右下葉】とすると聴き漏れが無いでしょう。

ちなみになぜ喉を一番に聴くのでしょうか？　分かり

## 聴診の順番と場所

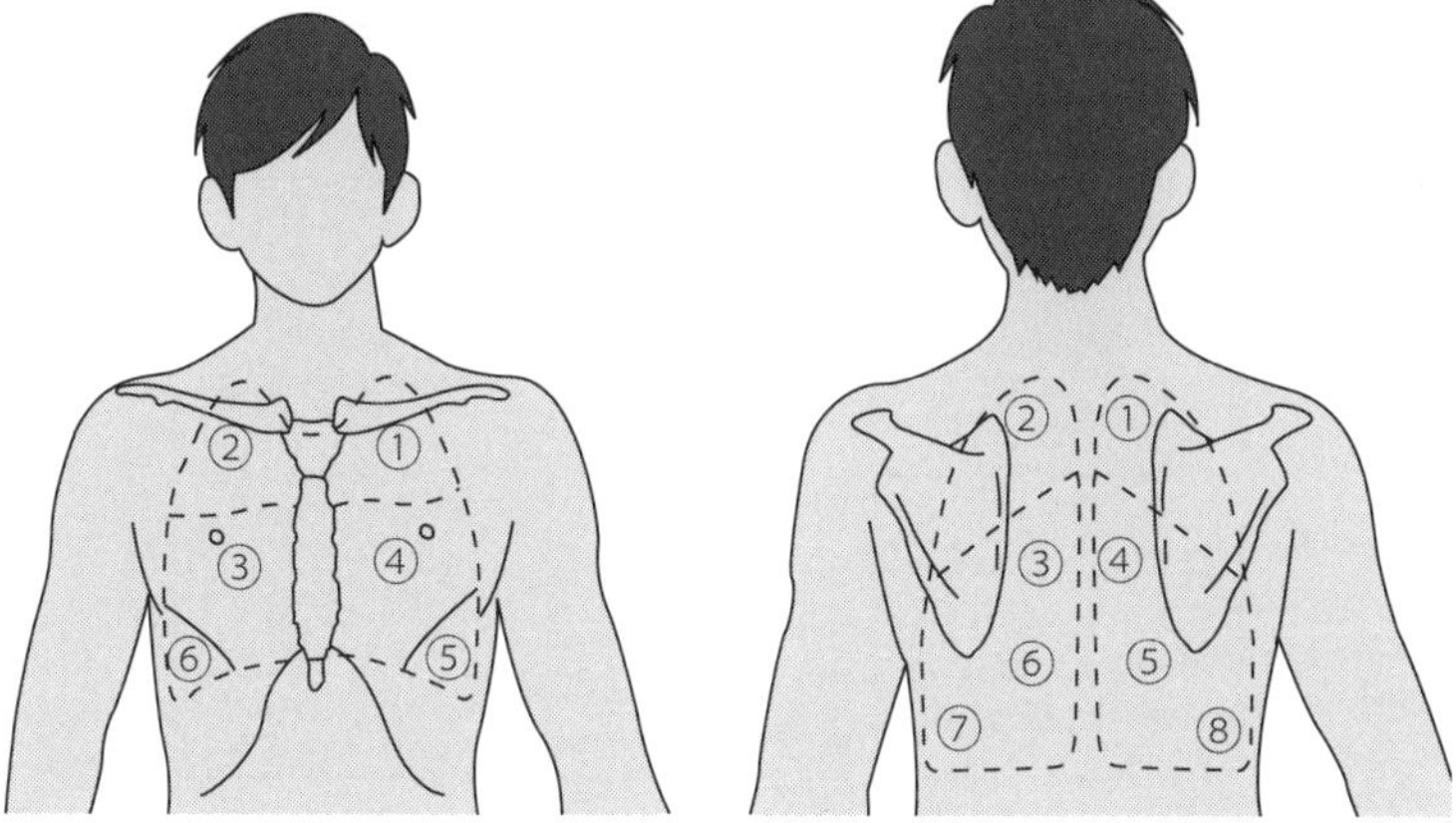


## どの部位での音か？

**気管呼吸音**　**気管支呼吸音**　**肺胞呼吸音**

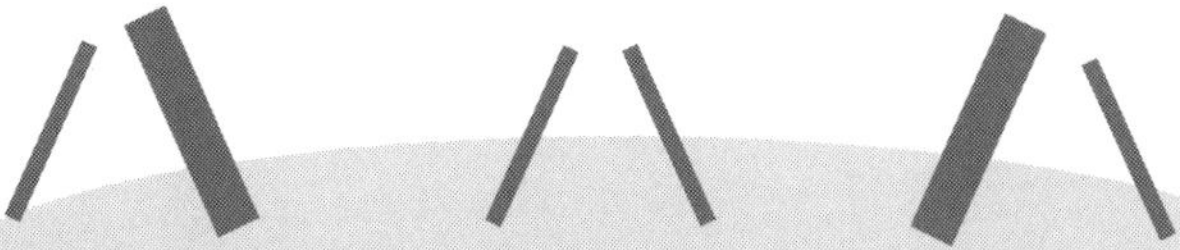

呼気の方が強い。（肺全体から空気が集まってくるから）

同等、もしくは呼気の方が少し強い。

吸気の方が強い。

＋

**副雑音の様子**

音が高いか低いか：閉塞物と気道の隙間の違い

連続性か断続性か：閉鎖理由、閉塞物の形状などによる違い

### 一般的な呼吸数正常値のめやす

| 年　齢 | 呼吸数 |
|---|---|
| 6週間（新生児） | 30〜60 |
| 6ヶ月 | 25〜40 |
| 3歳 | 20〜30 |
| 6歳 | 18〜25 |
| 10歳 | 17〜23 |
| 成人 | 12〜18 |
| 慢性疾患のある高齢者 | 16〜25 |

ますか？

それは一番最初の咽頭部の部分に分泌物などがあった場合、そこで発生する副雑音が肺全体に響いてしまい、正確な肺音を聴診できなくなる可能性があるからです。一番出だしの部分での副雑音が無いことを確認して肺音の聴診をしましょう。

《豆知識》

聴診器は当てている面に空間が生じるとうまく聴診できません。

ところが在宅では極度にやせ型の方もいます。その場合、肋骨が浮いて聴診器と胸部の間に空間が生じてしまうことも！　このような時は自分の指を肋間に当てて、空間を埋めて、その上から聴診器を当てると呼吸音が聴きやすくなることがあります。

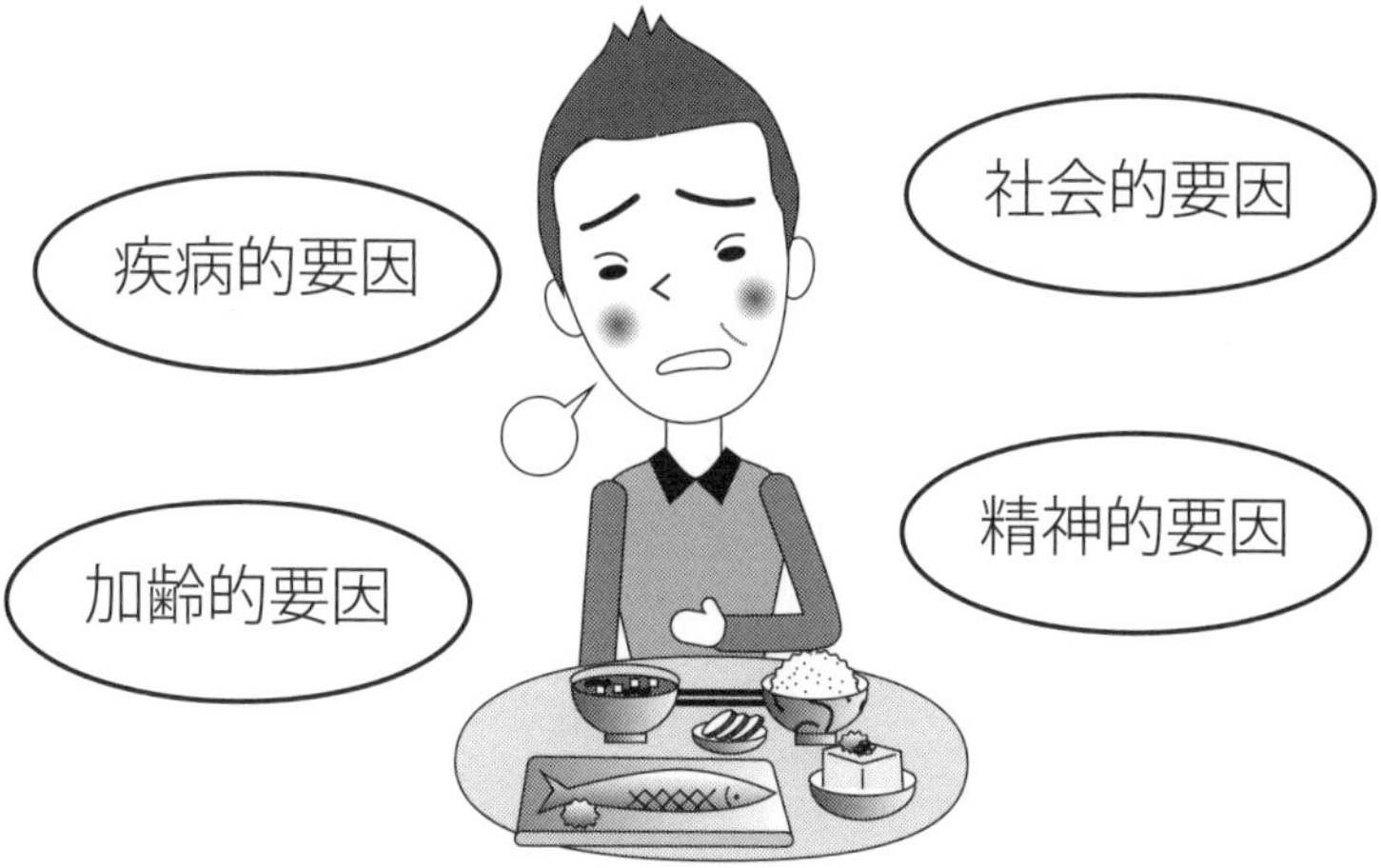
社会的要因
疾病的要因
精神的要因
加齢的要因

## 5 栄養状態（食事・飲水状況）

続いては栄養評価です。

食事がきちんととれているのか。実はこれは在宅生活を病なく送るうえでとても大切な指標になるのです。病院では基本1日3食、病院から食事が提供されますが、在宅では当然ながら自身、もしくはご家族が用意することになります。最近は配食サービスを活用される方も増えてきていますが。

ひとり暮らしの場合、買い物に出かけられない、食事にあまり興味がない、食欲がないという理由で1日1食しか召し上がらない方も珍しくないのです。

食事量が少なくなれば、当然、栄養摂取量が少なくなります。そこから考えられるのは体重の減少はもちろん、体力、筋力の低下、免疫力の低下、骨粗しょう症の進行、水分量の低下、傷の治癒力低下などのリス

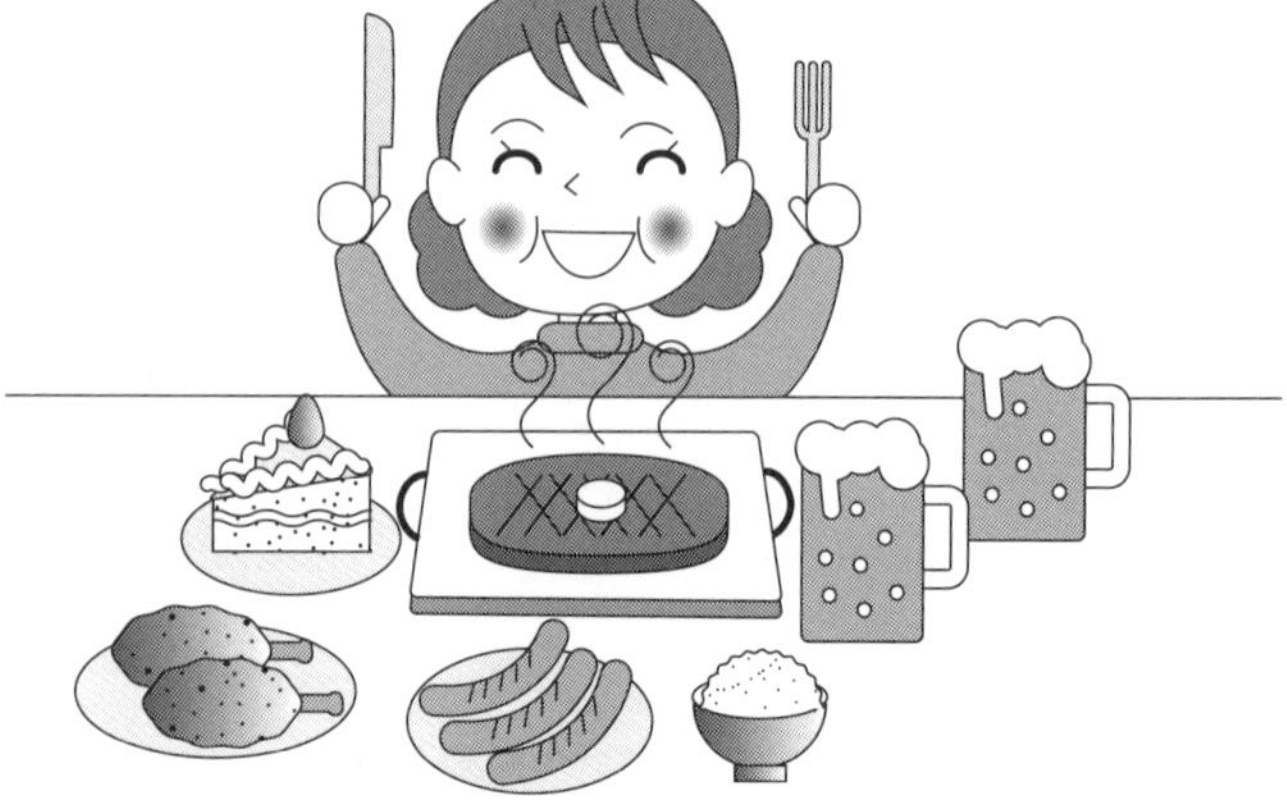

クにつながります。たんぱく摂取量が少なければ運動していても筋肉量が減ることもあります。

逆に単身高齢者の中には過剰摂取状態の方もいます。精神的な要因で食べすぎてしまう方も同じです。好きなものだけを好きなだけ食べて生活している方は生活習慣病に陥り、二次的に様々な疾病を誘発したり、悪化させることになります。

このように訪問時はアセスメントとして食事量、水分摂取量を確認することは極めて重要な項目になります。

## (1) 評価の方法

栄養評価を実施するにあたり、重要なことは対象者の食生活をなるべく正確に把握することです。

訪問時によく実施している方法は「24時間思い出し法」もしくは「食事記録法」です。

### ① 24時間思い出し法

24時間思い出し法は対面で過去24時間の食事を聞き取る方法ですが、ご本人様の記憶に頼る方法のため注意が必要です。「今日の朝食は何を食べましたか？」「昨日の夕食はなにを食べましたか？」などの質問で食べているものを把握していきます。この際に食べたものだけでなく、食べた量まで把握することが重要になってきます。

例えば、昨日の夕食は宅配弁当を食べました。という食事だった場合に、よく話を聞くと、「ひとつのお弁当を二人で食べた」「ご飯は食べたけどおかずはほとんど食べていない」といった情報が出てくる場合があります。そのため聞き取る時には実際に食べている量を質問する必要があります。正確な重量を聞き取ることは困難ですので、ご飯であれば「茶碗にどれくらい盛り付けますか？」食パンやロールパンであれば「何枚切りですか？」「何個食べますか？」魚であれば「一切れ食べられますか？」など目安をお伝えしながら質問すると質問されている側も答えやすく、円滑なやりとりになることが多いです。

訪問の場合はこの際に普段使っている食器を見せていただくと、より量の把握が正確なものになります。実際に見ることができなくても、器の大きさを手で示していただいたり、1合炊いたご飯が何食でなくなるかといった質問でも一回量を確認することができます。

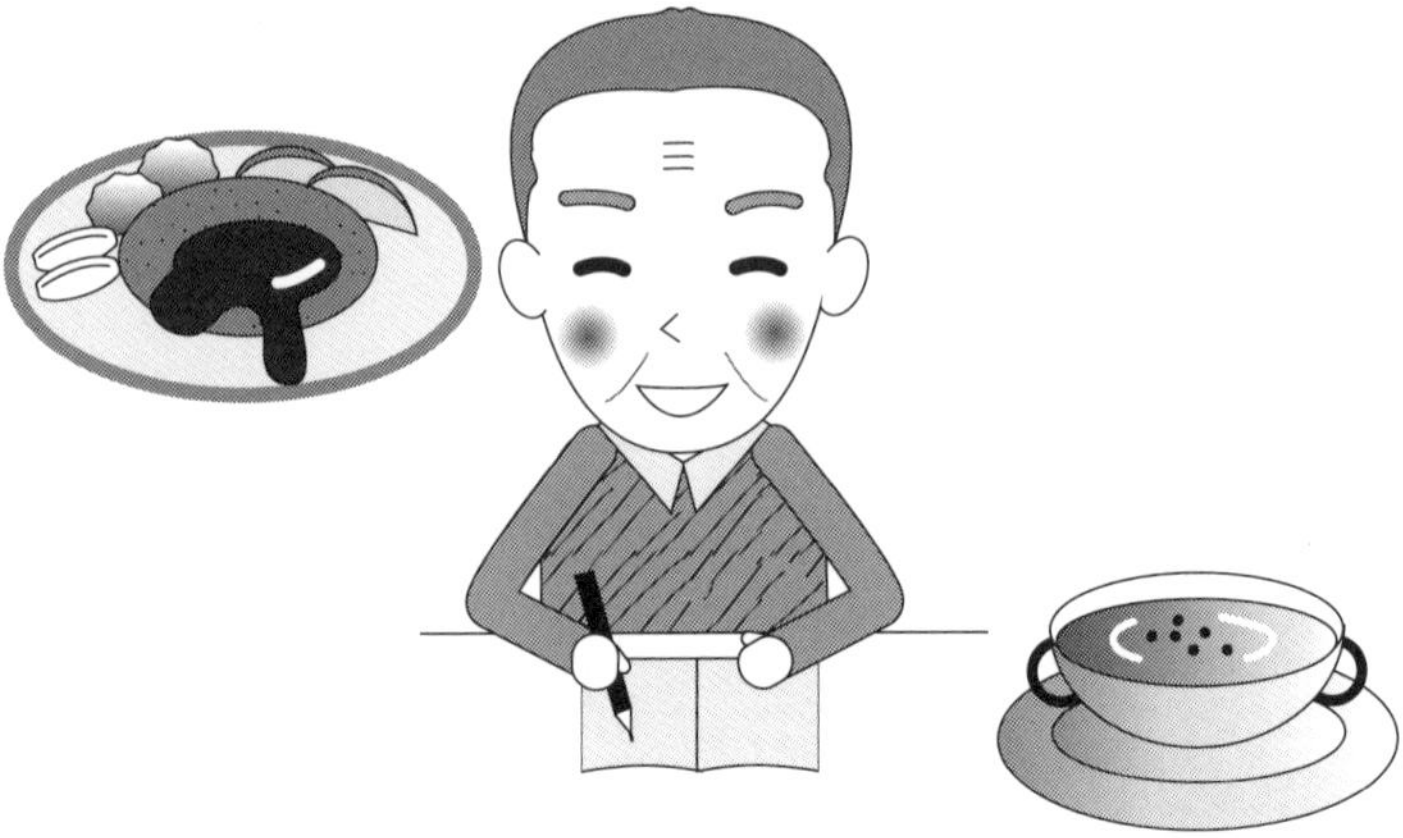

② 食事記録法

食事記録法は記録用紙をお渡しし、実際に食べたものを記入していただく方法です。24時間思い出し法より正確な内容になることが多いですが、対象者の負担が大きいこと、記入漏れが起きてしまう可能性があること、記入するときだけ普段と違う食生活をされる場合があることなどデメリットもある方法です。

記録用紙をお渡しする際には食べた物と食べた量を記入するようにお伝えします。食べる量を計量していただくほうがより正確な記録になりますが、そこまで要求してしまうと負担が大きくなり、実施されない可能性も出てきてしまいます。目安の量で記入いただくようにお伝えするほうが実施してくださるように感じています。

そのほかにも食べたものを携帯電話で写真を撮っ

ていただき、それを確認するなど、より簡便な方法で記録をお願いしても良いと思います。

## (2) 間食の有無と水分摂取の評価

食事摂取状況を把握する際にあわせて確認したいことが、間食を食べているかどうかと水分摂取はできているかということです。

間食摂取は低栄養の方にとっては栄養補給の重要なタイミングになることもあり、過栄養の方にとっては、過剰摂取のきっかけになっていたりと、間食摂取の習慣を確認することは低栄養の方にも、過栄養の方にも重要な要素です。間食について、中には後ろめたく思っており、なかなかお答えいただけない場合もありますので、食べていることを責めるような態度にならないように注意して聞き取っていただければと思います。

水分摂取量の把握はペットボトルから飲んでいる方への聞き取りは何本飲んでいるか聞けば良いのですが、そうでない場合は普段使っているコップや湯のみで何回くらい飲むのかというお声がけが有効な場合が多いです。「食事のたびに飲み物は飲みますか？」「食事以外で飲み物を飲むタイミングはありますか？」といったお声がけをすると飲んでいる回数から一日の水分摂取量を把握することができます。

ちなみに一般的なコップは8分目くらいまで注いで200ml程度、コーヒーカップや湯のみは

150ml程度、マグカップは250~300ml程度の容量です（物によっては大きく変わりますので目安としてご確認ください）。

### (3) リハビリで気を付けたい栄養素

食事内容を把握した後は必要な栄養が摂取できているか確認します。不足しやすい栄養素として特に注意したい栄養素はたんぱく質です。たんぱく質は食事のなかでは主に主菜（肉や魚などメインになる料理）に多く含まれている栄養素です。主菜の摂取が無かったり、量があまり食べられていないと、かなりの確立でたんぱく質摂取不足になっていますので、筋力増強などを目的としたリハビリをする際には栄養評価も実施していただくと、より効果が出やすくなります。

様々な方法や角度から食事内容を確認し、栄養摂取状況を把握することで、適切な負荷でのリハビリに繋げることができます。

もしも訪問時に直近の採決結果を持っていれば、血液データ内の『血清総たんぱく質TP』『アルブミンAlb』の値をしっかり確認しましょう。

## 6 腸蠕動音

さて、リハビリでも排泄状況や便秘の有無とか確認する必要あるの？と思うかもしれません。しかしこれ、結構重要なのです。

## (1) 腹部の聴診の仕方

まずは腹部に聴診器をあてるところから。大事なポイントは正常・減少・消失・亢進の4つを聴き分けることです。聴診器を当てるのは一か所で構いません。

① 正常
5～15秒ごとにグルグル・コポコポと比較的柔らかな音

② 減少
聴診して1分くらい音が聞こえないと減少していると判断します。便秘状態に多いです。

③ 消失
聴診して5分程度たっても音が聞こえない場合。腸閉塞（異物や炎症、腫瘍などでふさがれてしまっていたり、麻痺状態など）の可能性があります。続けば腹痛や嘔吐につながり、リハビリどころではなくなるかもしれません。

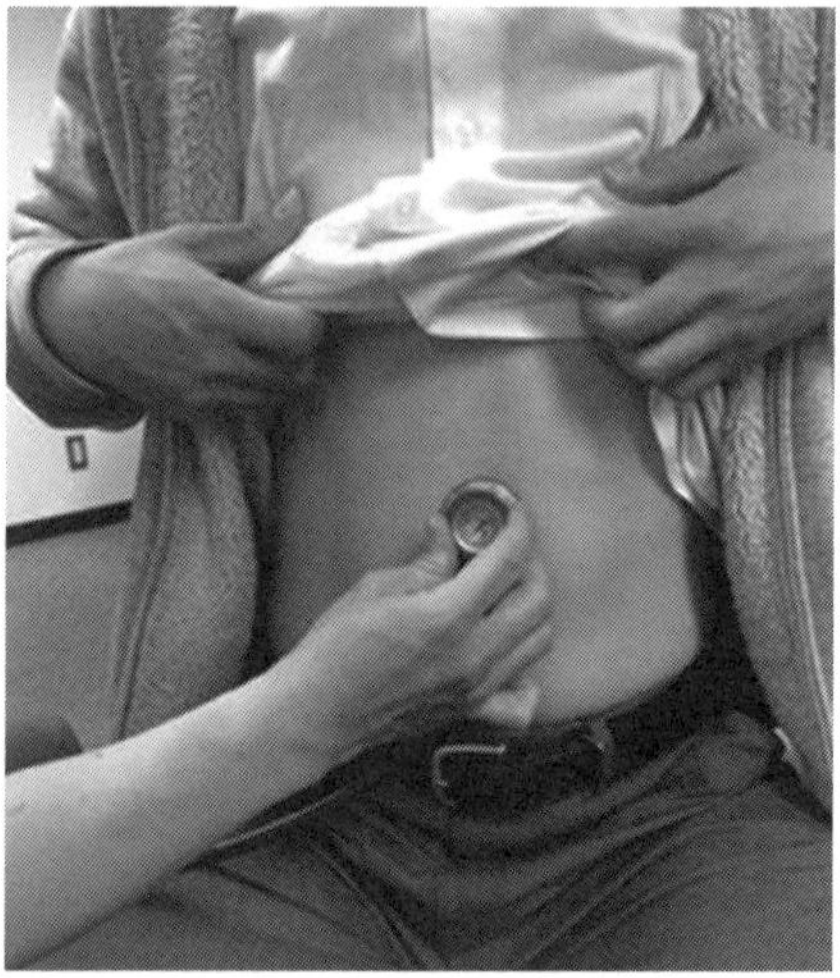

④　亢進

聴診し1分間で35回以上音が鳴っている状況。

急性下痢や慢性下痢、イレウスの鎮静化時に認めます。なお急性下痢の大半は感染性腸炎であり、セラピスト側も感染リスクが高まりますのでクラスターにならないように注意が必要です。また下痢の最中に運動を促すことはご活用者様にストレスを与える可能性も高いのでリハビリ量を調整する必要も考えられるでしょう。

## (2)　便秘の有無

便秘は便が出ないことで不快感や苦痛を感じるものとになります。

症状として現れるものは、疼痛、膨満感、食欲不

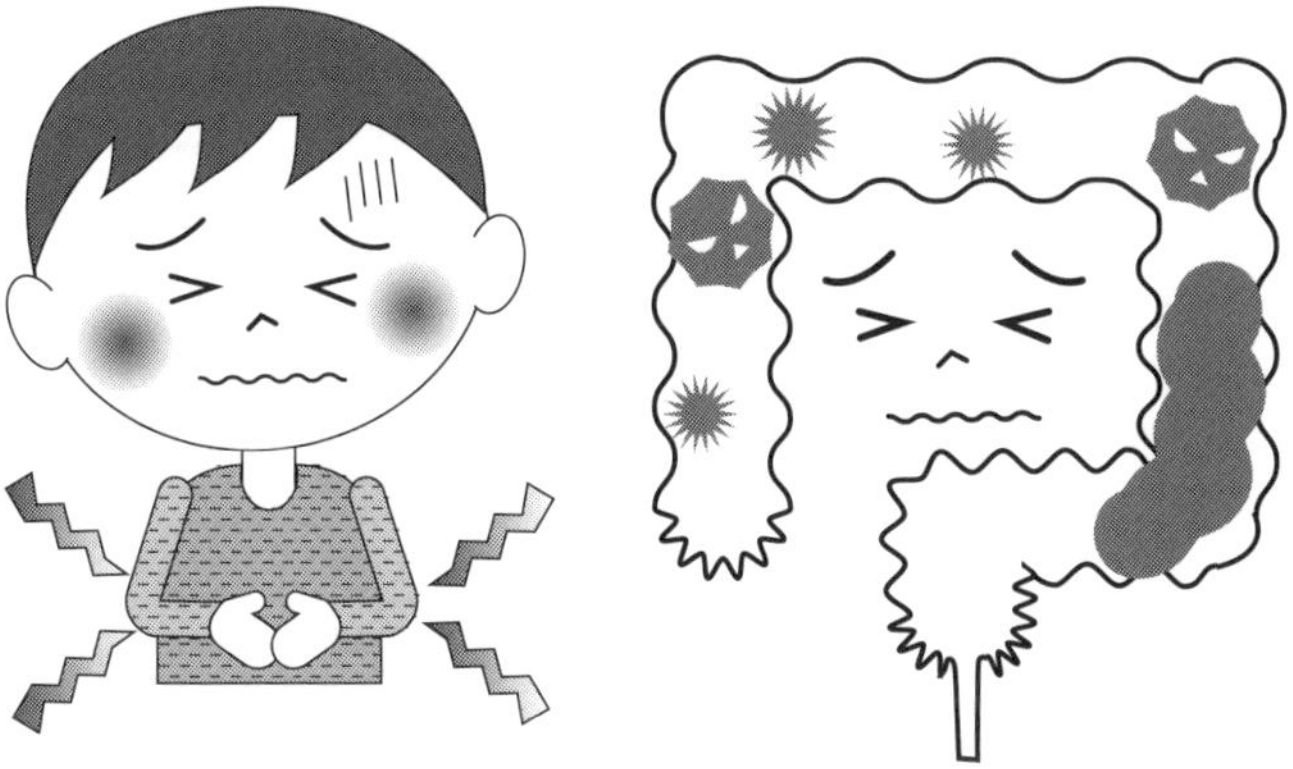

振、めまい、肩こり等です。

めまいや肩こりにつながるの？？と思う方もいるでしょう。このメカニズムは便秘が続き便が溜まると、腸管が引き延ばされたり、発生する毒素により自律神経が刺激されることで起きやすくなるのです。

原因は水分や食物繊維の摂取不足、下剤の乱用、薬剤の影響、運動不足が考えられます。

ここでまたポイントです。

高齢者は基本、水分不足、活動量が低下している方が多いです。基本的に高齢者は便秘傾向な印象があります。

便秘が生じて起きるリスクをもう一つ。それは薬の吸収阻害です。内用薬は主に胃や腸で溶けて吸収されるものです。腸が便で満たされて出ないようなことがあれば腸での吸収が阻害されてしまいます。

ね。腹部症状は安全にリハビリをするにあたり、とても大切なフィジカルアセスメントだということが分かりましたね。

### (3) 便秘が起きたらどうする？

問診で最終排便を聞くことは聴診以外に行う大事な測定方法です。

2日間出ていなければ、聴診や内服状況の確認は必須。看護師との情報共有を行って下さい。

3日排便が無ければ、必ず看護師と連携して浣腸や座薬などのケアの実施をしてください。

ここを見逃して、もし次の訪問日まで出なかったら…。

常に自分が帰った後のことまで想像してケアの手を打っていきましょう。

## 7 皮膚状態

皮膚トラブルが無いかの観察。これも在宅で超重要です。

切り傷などはないか。麻痺により傷があるのに気付いていないという事はないか。

もし傷の処置をせずに過ごしていたら、そこから感染したり、蜂窩織炎《ほうかしきえん》を招くかもしれません。

褥瘡《じょくそう》の有無も見落としてはなりません。

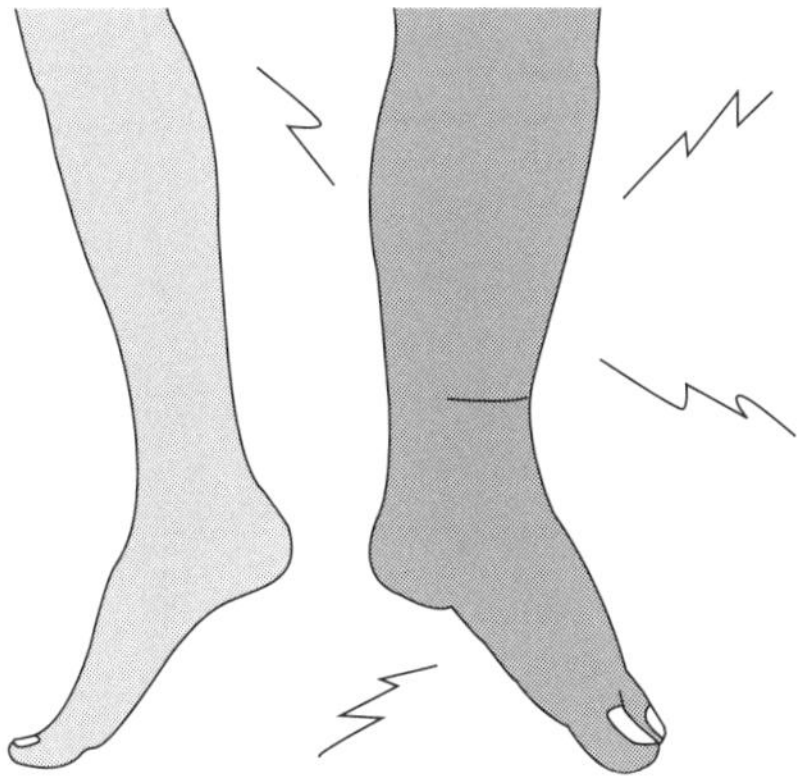

傷などを原因とする細菌感染症「蜂窩織炎」。皮膚が赤く腫れ上がる。

褥瘡発生のメカニズムに関してはここでは割愛します。

褥瘡の発生からアセスメントできること、それは局所的要因(加齢、圧、湿潤、疾患)、全身的要因(体形、年齢、薬剤、栄養)、社会的要因（介護力、環境面)です。

褥瘡は本来痛みを生じます。しかし痛みがあるにもかかわらず、自分でも防げない。防ぎたくても防げない何かしらの原因たちが重なりあっている状態なのです。

動けないからこそ体の特定部位に圧が集中してしまうのです。

直接の医療処置（洗浄など）は看護師が行うことになります。褥瘡の放置は生命に関わります。速やかに医師や看護師と情報共有して、治癒に対するアプローチを立案していかなくてはなりません。

## 褥瘡好発部位

### 仰臥位

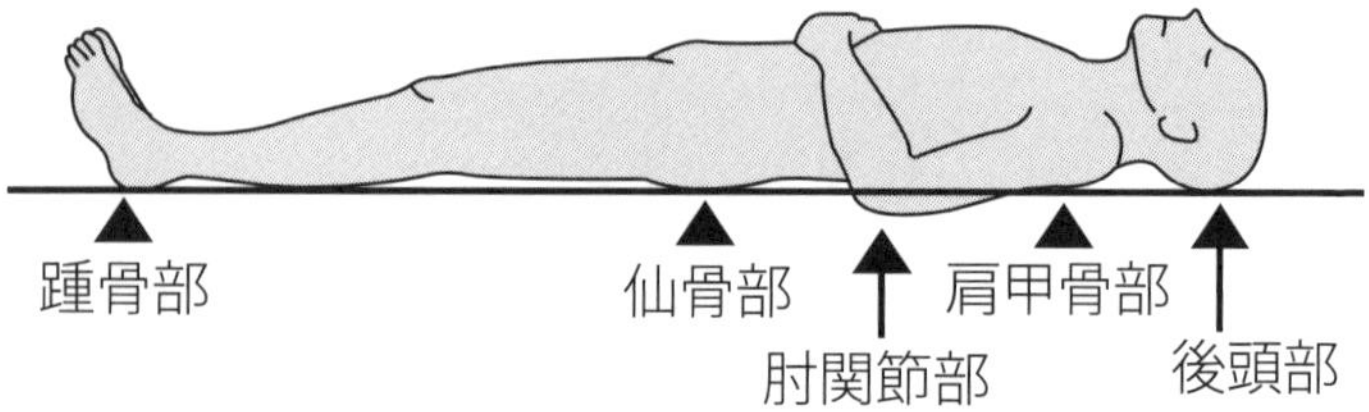


### 側臥位

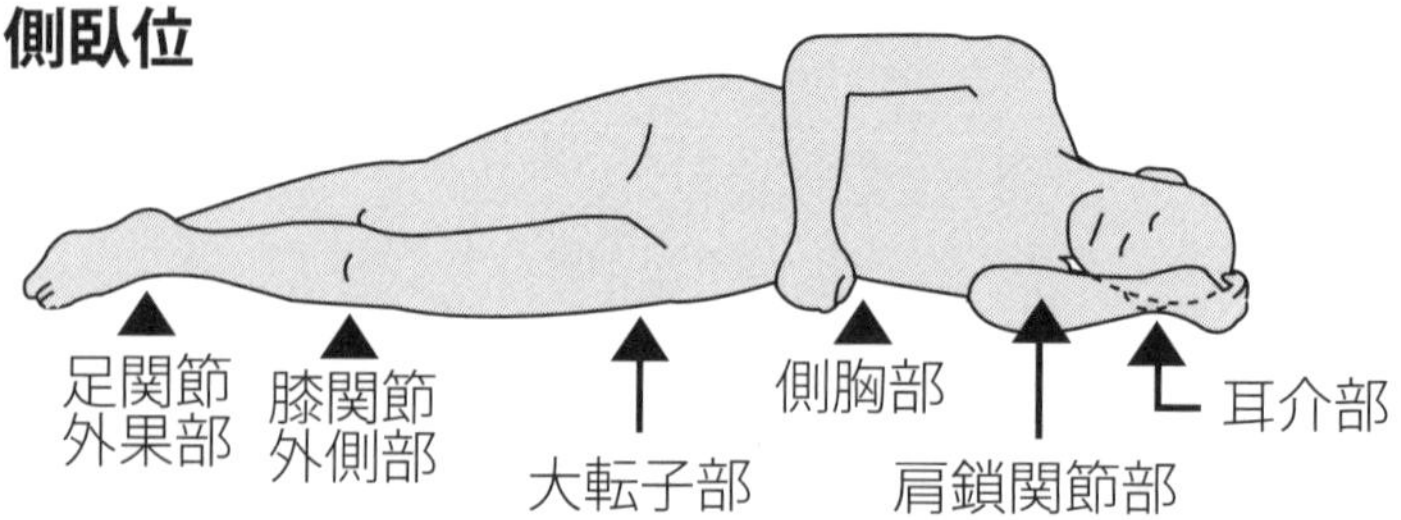


### 腹臥位

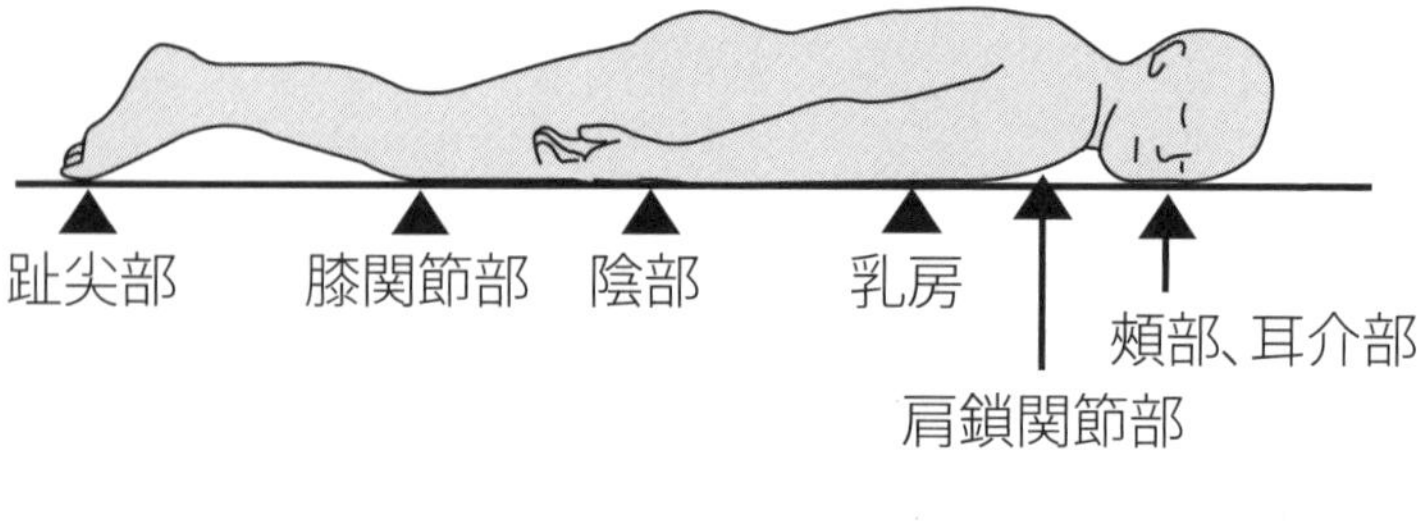

褥瘡へリハビリ職がダイレクトに関われるとしたら、それは動作と環境の改善です。どうすれば圧が分散できるようになるのか。直接的な創の処置が出来なくても、リハビリならではの関わり方ができるはずです。積極的に褥瘡を考えていってください。

この章では実際のアセスメントの仕方とポイントの一部をまとめてみました。ただし疾患によって、ここで挙げていない項目もしっかりと診ておかなくてはなりません。決まったものだけを測るのではなく、前述してきたものを中心に『**関連**』する項目を考えていく必要があります。

※この『**関連**』という言葉、フィジカルアセスメントにまだ慣れない場合は、看護師が学ぶ『**関連図**』というものを調べて自分で作れるようになるといいと思います。かなり勉強になります。

## 栄養士からみた在宅リハビリ③

### ◎ 栄養の基本

生物が外界から物質を摂取し、その物質を代謝し、不要物を排泄するという一連の流れからエネルギーを獲得していることを栄養と呼びます。

人間は食物という形で外界から物質を摂取していますが、そこに含まれる成分のことを栄養素と呼んでいます。ここでは栄養の基本として、5大栄養素に触れていきます。

5大栄養素とは「炭水化物」「たんぱく質」「脂質」「ビタミン」「ミネラル（無機質）」のことです。この中で特にエネルギー源となる栄養素が「炭水化物」「たんぱく質」「脂質」です。

炭水化物とたんぱく質は1グラムあたり4キロカロリー、脂質は1グラムあたり9キロカロリーです。

炭水化物は糖質と食物繊維に分けられますが、体内で代謝されてエネルギーとなるのが糖質で、消化されないものが食物繊維です。糖質は米やパン、麺など主食に多く含まれています。主食以外には芋類や砂糖類、一部の根菜や豆類にも多く含まれています。糖質はおもにエネルギー源として摂取が必要な栄養素です。

たんぱく質は体内ではアミノ酸まで分解され、筋肉の成分になったりと体を作る栄養素です。肉や魚、卵や豆類、乳製品などに多く含まれ、主菜として食べることが多い食品です。エネルギーやたんぱく質が不足すると、体内の筋肉が分解されて、エネルギーとして使用されてしまい、筋肉量の減少が起こります。全年代で重要ですが、特に高齢者のフレイル予防でたんぱく質摂取が重要視されています。

脂質は1グラムあたりのエネルギーが多く、避けてしまう方もいるかも知れませんが、体内ではホルモンや細胞膜を構成する成分ですから必要量の摂取が求められます。毎日揚げ物などの過剰摂取は避けるべきですが、ほとんど摂取しないという偏りも避けるべきです。

ここまで紹介した「炭水化物」「たんぱく質」「脂質」はエネルギー産生栄養素と呼ばれている栄養素です。エネルギー源となりますがそれぞれ異なる役割がありますので、一部に偏ることなく適切な摂取が必要です。

ビタミンは全部で13種類ありそれぞれが異なる作用を持っています。ビタミンは脂溶性ビタミンと水溶性ビタミンに分けることができ、脂溶性ビタミンはA、D、E、Kの4種類です。水溶性ビタミンはそれ以外の$B_1$、$B_2$、ナイアシン、$B_6$、$B_{12}$、葉酸、パントテン酸、ビオチン、Cの9種類です。ビタミンは野菜や果物の印象があるかと思いますが、ビタミン$B_1$は肉類に多く、ビタミンEは種実類に豊富です。このように様々な食品にビタミンが含まれています。

コラム

ミネラルは13種類が栄養素として定められています。体内にある量で、多量ミネラルと微量ミネラルに分けられます。多量ミネラルはナトリウム、カリウム、カルシウム、マグネシウム、リンの5種類です。微量ミネラルは鉄、亜鉛、銅、マンガン、ヨウ素、セレン、クロム、モリブデンの8種類です。こちらもビタミンと同様にそれぞれが異なる作用を持っています。骨といえば、カルシウムのイメージが強いと思いますが、リンやマグネシウムも骨を作る重要な成分です。13種それぞれ必要量や作用は異なりますが人間の身体には必要な成分です。

特にビタミンとミネラルはひとくくりにされやすいですがそれぞれ13種類あり、全てを摂取するためには様々な食品を摂取しなければいけません。

栄養摂取の基本はこれらの5大栄養素を過不足なく、摂取することが重要です。

# 第7章 在宅におけるリスク管理

## 1 リスク管理と危機管理

「リスク管理」とは簡単に言うと、『今後起きうる事故等の発生要因の発生予防策を検討し実行すること』です。一方、「危機管理」とは『事故が起きた後に事態の悪化を防ぎ、その被害等を最小限にとどめるように管理すること』をいいます。リハビリテーションを実施する上で「リスク管理」と「危機管理」はとても重要であることは言うまでもありません。また、病院であろうが在宅であろうが、管理の本質は基本的に変わりません。しかしながら、病院と在宅では1人のリハスタッフがみるべき視野・範囲が異なるため、病院と比べると、より広い視野でリスクを管理する必要があります。

## 2　在宅リハビリテーションにおけるリスク管理と危機管理

もともとリハビリテーションは本質的にリスクが高いといえます。対象となる方々はほとんどが何らかの運動器障害を抱えており、加えて内科的な疾病を有していることがほとんどです。更には高齢で認知症状を呈している方も少なくはないため、あらゆるリスクを考え始めたら際限がありません。しかしながら、あらゆるリスクを恐れすぎると適切なリハビリテーションが実施できなくなり、廃用に陥るリスクがあります。また、在宅では最期まで自宅で安心・安全に生活してもらうために支援する必要があります。そうなると「訪問している時」だけではなく、「訪問していない時間」のことをいかに考え、対象者に安心・安全な在宅生活を送ってもらうかということを考えて対応する必要があります。つまり、訪問中のリスクのみならず、訪問していない時間帯のリスクまで考えなければいけません。難しいことのように聞こえるかもしれませんが、そこに私たち地域専門職のやりがいや存在意義、存在価値があります。

以下に事例を挙げます。

下肢筋力低下のためふらつきが強く、転倒リスクが高い症例の屋外歩行練習を頭に思い浮かべてみてください。このケースにおけるリスク管理を簡単に挙げると、まず単純にふらついて転んでしまう可能性が高いので、いつふらついても支えられるようにしなくてはいけません。また、左右で機能が異なるようでしたら、セラピストは倒れやすい方に位置する必要があります。更に、歩行練習中、場合によっては子供が飛び出てきたりなど、想定外の事態が起こるかもしれません。そのような万が一の事態が起こったとしても、対象者を転ばせないようにすることがリスク管理です。また、普段のリハビリの際に転倒しないような体づくりをするということもリスク管理になります。

次に、この症例に対する危機管理の例を挙げます。前記のようなリスク管理を実施していても、全ての事故を予防することはできません。万が一リハビリ中に転倒してしまったとして、その後の対応次第で未来は大きく変わります。

まず、対象者の身体的な安全管理が必要となります。骨折の所見があるようでしたら速やかに病院受診につなげる必要があります。また、転倒後特に外傷や疼痛が無かったとしても、時間がたった後に痛み等の症状が出てくるかもしれません。時間がたった後、すなわち担当者が訪問を終えて対象者の自宅にいないという時になります。そんな時に痛みが出てしまったらどのように対応すればいいのかをあらかじめお伝えしておくと、対象者の不安は多少払拭できるかもしれません。また、対象者のご家族や主治医、担当ケアマネージャーに報告をしておくことで、複数の目で経過観察できるようになります。

このように、ひとつの事例を挙げても考えなければならないこと、予測しなければならないこと、事前に対応しなければならないことは沢山あります。いかにリハビリテーション専門職としての手技や運動療法のスキルが高くても、リスク管理能力や危機管理能力が低いと転倒や入院を防ぐことができず、地域で関わる方々の信頼を得ることは難しいことが多いように感じます。また、在宅では「予防」の観点がとても重要です。それは単に転倒などによる外傷だけではなく、持病の悪化や季節に伴う体調不良などの予防もとても重要です。しかしながら、リハビリテーション専門職の多くはこの体調に関する「予防」に苦手意識を持つ方が少なくないようです。

病院におけるリハビリにおいて、超急性期の症例や医師からモニタリングを指示された症例では、リハビリ中に体調やバイタルを細かく確認しながらリハビリを実施します。しかしながら、回復期や維持期に入り体調が安定してくると、体調確認を細かく実施することなくリハビリを実施することもあります。なぜなら、病院では各病棟の看護師が毎日決められた時間に検温を実施し、そこで体調を確認しているからです。また、担当医の回診もあります。そこで何か体調に問題がある場合は、病棟看護師からリハスタッフに「□□様ですが、今日は○○の理由でリハビリはお休みします」と連絡が入ります。しかしながら、在宅の場合はそうはいきません。当たり前のことですが、毎日検温してくれる看護師もいなければ回診してくれる医師もいません。各リハビリ担当者が訪問し、リハビリを開始する前に体調を確認する必要があります。この体調確認が「予防」の上ではとても重要になります。何より、訪問看護ステーションが提供する訪問リハビリは、制度上『看護師の代わり』にリハ職が訪問を実施しているという立ち位置になっています。言い換えると、リハ職が体調をしっかりと把握していないで事故を起こしてしまったら、所属店舗の看護師が体調の確認と把握を怠ったということになってしまいます。そのような事例が増えてしまうと、医療従事者におけるリハ職の信頼はますます落ちてしまうことになるでしょう。

フィジカルアセスメントの技術も重要ですが、併せて次回の受診はいつなのか、前回の受診ではどのような検査をしたのかという通院の情報や、処方された薬が変更されていないかなどの服薬情報の把握に努めることが大切です。主疾患や診断名の病態を理解することで、受診の際に医師が何を診ているのか概ね予想することができます。また、服薬情報からどんな治療をしているのかをある程度把握することができます。ここでは詳しく述べませんが、在宅における体調面でのリスク管理においてはとても重要な情報となるので、各症例における医学的情報をしっかりと整理し、各訪問看護ステーションの看護師に確認・相談することが重要です。加えて、事前に医学的情報から予測できるイベントを考え、対応策を2〜3個挙げておくと何かあった際も冷静に対応することができます。

## 3 リスク管理能力を磨こう！

ではどのようにリスク管理・危機管理能力を磨けばいいのか。ひと言で言えば「経験」です。様々なことを経験し、振り返り、どうすれば防ぐことができたか、また同じ失敗を繰り返さないためにどうするかを考える事が大切です。細かいインシデントから、アクシデント、ヒヤリハット※の事例まで、自身で経験したことはしっかりと振り返ることが大切です。

また、できれば1人で振り返るのではなく、他者を交えて客観的な意見をもらう方がより効果的な学びになるでしょう。加えて日頃より危機予測トレーニングを実施したり、事故発生時のシミュレーションを実施するのも効果的です。

しかしながら、日々の業務の中でそれらのことを実施するには時間的に限界があります。ではどのような方法がいいのか？　それは、他人の経験を自分の経験にしてしまうことです。1人のスタッフが経験できることはそう多くありませんが、全職員の経験を集めるととても多い量となり、それは組織において貴重な財産になります。そして、それらひとつひとつの事例を自分事として振り返ることができれば、とても多くの学びや気づきを得ることができます。

※

○ **アクシデント＝医療事故**

医療に関わる場所で医療の全過程において発生する人身事故一切を包含し、医療従事者が被害者である場合や廊下で転倒した場合なども含む。

○ **インシデント＝ヒヤリ・ハット**

日常診療の場で、誤った医療行為などが患者に実施される前に発見されたもの、あるいは、誤った医療行為などが実施されたが、結果として患者に影響を及ぼすに至らなかったものをいう。

○ **医療過誤**

医療事故の発生の原因に、医療機関・医療従事者に過失があるもの。

**参考**

２００２年 厚生労働省 医療安全対策検討会議での定義

http://www.mhlw.go.jp/topics/2001/0110/tp1030-1y.html

ＬＥではアクシデントやインシデント、ヒヤリハットを「ありがとうレポート」という報告用紙にまとめて、全社で共有しています。なぜ『ありがとう』レポートという名前なのかはもうお分かりでしょう。報告用紙を作成し、共有してくれることに対して「ありがとう」と感謝の意を表しているからです。ぜひとも貴重な経験を共有し、リスク管理・危機管理能力を高めましょう。

## 4　いかに〝気づけるか〟

リスク管理を行う上で、「気づき」はとても大切です。そして、気づくために日頃から「意識」することが必要です。「なんだかいつもと違う気がする」「なんともいえない違和感を感じる」などの感覚を感じることがとても大切です。それらの感覚を感じたら、なぜ違和感を感じるのか？ということを調べると思います。

医療書籍において、このような感覚論を述べることはあまり好まれないかもしれませんが、こういう感覚は日々の訪問業務に従事する上でとても大切なものであると感じています。これらの感度を高めることも、リスク回避の上では重要となります。

## 5　報告することの大切さ

療法士としての経験が浅いうちにアクシデントやインシデント、ヒヤリハットに遭遇すると、恐らくその瞬間は大きな不安にのまれてしまうことが多いのではないかと思います。在宅リハを提供している場面は、概ね対象者の自宅内で、療法士と二人きりであることが多い。人間とは弱いものです。ついつい「大したことにはならないだろう……。」「こんなことはよくあること……。」「何とかなるだろう……。」と、ついつい自己防衛のために保身や隠蔽という選択肢が頭をよぎるものです。「バレると怒られるのではないか、自分が責められるのではないか」などの恐怖心が先に立ってしまうこともあるでしょう。ですが、そんな感情に負けてしまってはいけません。必ずすぐに報告してください。なぜなら、隠したり報告が遅くなってしまったりした方が、療法士を守れなくなってしまうからです。病院や会社は基本的に職員を守ります。ですが、報告を怠ったり遅れたりすると、場合によっては守れるものも守れなくなってしまうからです。自分を守るためにも報告の義務を遵守し、しっかりと記録に残しましょう。

前述したとおり、在宅では対象者のご自宅内で実施することがほとんどで、第三者の目が届きにくい環境です。中には重度の認知症を抱えている独居の方に訪問することもあります。どのような状況でも「壁に耳あり障子に目あり」、必ず誰かに見られているという意識を持つことが大切です。何よりも、療法士（あなた）自身が見ているわけですから、自分を後悔の道へ案内してしまわないように、しっかりと報告しましょう。

## 6　LEで起きた事例の共有

ここで、いくつかLEで実際に起きた事例を共有したいと思います。各事例について課題と対策を挙げていますが、あくまでも例です。「自分ならどうする？」と考えるきっかけになってくれると幸いです。

### (1)　ADLが向上したが管理が不十分で状態悪化のきっかけとなってしまった例

事例A

**80歳代　男性　要介護4　妻と2人暮らし**

〈概要〉

リハビリ担当者が許可しているよりも長い距離を歩いて骨折し入院。

〈経過〉

ステロイド性の骨粗しょう症があり、腰椎圧迫骨折で退院後からリハビリの介入が始まった。介入当初は室内をサークル歩行器で見守りレベルだったがどんどん改善。屋外歩行自立（急な坂道を含め1キロ程度までの連続歩行可能）となった。

しかしながら心不全もあり、不整脈もあるためそれを1つの理由として1キロ程度を限度としていた。介入当初より担当者が許可した以上の動作をすることが多かったため実際にできる能力よりも少し制限した状態での動作を1人で行うことを許可していた。しかしながら、短期間で改善が得られたうえに本人はもっと歩けると自信を持っていたため、家族にも注意するよう伝えていたが、家族の制止も聞かず頻繁に遠方まで外出していた。

ある日4キロほど離れたお寺まで1人で歩いていき何とかたどり着いたが、疲れて休憩しようとしたところで左下肢に疼痛が出て座りこんだとのこと。ご家族に自分で連絡して迎えにきてもらうが痛みが引かないため受診したところ左大腿骨転子部骨折との診断を受け入院となる。退院後は前回の退院時と同等のＡＤＬに戻っていた。退院後訪問再開し屋外歩行自立となったが耐久性は以前より低下し腰部痛も以前より増悪している。

〈課題〉

・訪問していない時間の約束事（当事例ではＡＤＬの範囲）の徹底をどうするか

〈対策〉

・約束事を破られたときの注意だけでなく、守って頂いたときのプラスのフィードバックを多く作る。

・ただ現状の能力でできることをお伝えするだけでなく、ご本人様の望むこと（この場合は遠方までの散歩）を達成するまでに必要なプロセスを明確にしてかつ細かなステップを設けることで、自立までの道が遠いと暗に感じて頂くようにする。

## 事例B

**80歳代　女性　要介護2　独居**

〈概要〉

屋外歩行見守りレベルのうちに本人の要望で訪問終了。その後屋外歩行中に転倒し入院。

〈経過〉

転倒による骨折（腰部脊柱管狭窄症・圧迫骨折など）で入退院を繰り返しているが、入院中にＡＤＬの自立ができなかった（ベッド⇅車椅子移乗自立、車椅子駆動自立、屋内伝い歩き見守りレベル）ため初めて在宅でのサービス開始（リハビリ・ヘルパー・福祉用具）となった。

気位が高く気難しい面もあり、ヘルパーはすぐに中止となる。ご本人様の要望によりリハビリの担当変更が何度かあったがようやく担当が落ち着き、それに伴いＡＤＬも徐々に向上していた。

ヘルパー中止後は別居の家族のフォローで買い物等は行っていたが、家族の負担が大きかったため１人で買い物に行けるよう近隣のスーパー（４００メートル程度）までの屋外歩行と買い物の練習を行っていた。

スーパーまでの道は凸凹であったり斜面が強い部分が多くあった。歩行器代わりに昔から使用していた買い物カートを使用していたため、練習中もたびたびバランスを崩すことがあり、見守りが必要な状態であった。歩行器への変更も提案していたが本人が受け入れず、またあまり本人の望まないことを強いて中止となるリスクを考慮し半ば黙認していた。

しかしながら直接的な介助がなく行けるようになったことで自信がついたのか、リハビリはもう必要ないとサービス終了を希望。ご家族やCMも含め説得したものの結局、訪問終了となった。

訪問終了から2週間後に転倒し再度入院したと担当CMより連絡があった。転倒場所は買い物に行く道中の傾斜した歩道だった。その後は入院中から歩行器を導入し、退院後からリハビリ再開している。ご本人様の性格を考慮すれば見守りレベルでもリハビリ終了の可能性はあったため、安定性が向上するまで実際に買い物に行かないという選択肢や信頼関係を失うリスクをとってでも歩行器導入を勧めるという選択肢をとっても良かったかもしれない。

〈課題〉

・訪問目的や目標の共有が十分にできていない。

〈対策〉

・共有が難しいと分かった時点で次善の策も考えておく。例えば訪問終了の意思が固く説得困難と感じた時点であえて引き止めずに、歩行器を導入するなら終了でよいといった提案も行う。

## (2) ご家族の介護力も含めての動作練習を行うべきだった例

### 事例C
**90歳代　女性　要介護5　息子（70歳代）と2人暮らし**

〈概要〉

寝たきりから起き上がり見守りレベルとなったが、一人で起き上がろうとして転落し左脛骨亀裂骨折となる。

〈経過〉

糞便性腸閉塞と認知機能低下があり寝たきりのため、主におむつ交換のためヘルパーが毎日入っていた。肥満体型で両膝が変形しており、腰部の疼痛の訴えが強いため介護も困難。リハビリの導入となり訪問開始となる。制度上の都合と、家族とCMの意向により看護師の訪問は導入できなかった。初回訪問時に仙骨に褥瘡（ステージⅡ）も見つかる。

褥瘡予防と認知機能低下の予防も念頭に、座位保持獲得と家族による1人介助での車椅子移乗獲得を目的としていた。

訪問開始してからは疼痛軽減し寝返り自立。起き上がり見守りレベルとなった。訪問中は男性

ＰＴの介助で立ち上がりを実施できるレベルとなり、介助にて移乗可となっていた。見守りにて端座位が30分以上保持できるようになった段階で息子様にはギャッチアップ座位でなく端座位での食事を勧めていたが、介護負担の理由で実施するに至らず、起き上がるのは週1回のリハビリ時のみ。体重も徐々に増加していた。

この頃幻視が徐々に出現し始めていた。幻視が出始めて2、3週間後に転落があったと連絡を受ける。受診を促し脛骨亀裂骨折との診断を受ける。

状況から判断すると息子様が入浴中に1人で起き上がろうとしたが、エアマットがリハビリモードになっていないため体重で沈んでしまい、体が斜めになったため左下肢から転落したものと思われる。入院こそしなかったもののＡＤＬは低下し、褥瘡も再発。認知機能はさらに低下し介護負担は増加してしまった。ご家族の介護状況やご本人様の認知機能も含めて考えれば座位保持や寝返り練習、起立練習はともかく、起き上がり動作練習（特に介助バーの外し方）は積極的に行う必要はなかったかもしれない。

〈課題〉

・ＡＤＬの向上という視点に囚われていて転落のリスクについてのアセスメントが不足した状態での介入を行っていた

・キーパーソンが実施できそうなことをお伝えすることが中心になっており、キーパーソンのできると考えていることへの理解が不足していた。

〈対策〉

・起き上がり動作練習の導入は認知機能の十分な評価を行ったうえで検討する。

・エアマットの必要性がなくなった後に起き上がり練習を導入する。

・転落を前提として座位を取るとき以外は床にクッション性の高いマットを強いておく。

・センサーマットを起き上がり側に設置する。

## ⑶ 動作以外の要素も含めて自立度を判断すべきだった例

事例D

**70歳代　女性　要介護4　娘家族と5人暮らし**

〈概要〉

起き上がり自立レベルと判断していたがベッドから転落し両側脛骨骨折となり入院となる。

〈経過〉

ＳＬＥに左大腿骨骨頭壊死を併発しており左下肢への荷重困難な状態であった。介護負担軽減のため訪問看護でリハビリを実施していたが、大動脈解離の手術目的で入院。治療を終えて退院され訪問再開となる。

入院中に身体機能・認知機能ともに低下しており、退院時はADL全般中等度介助。排泄は普段はオムツ対応であったが、ヘルパー2人介助であればP-トイレの使用も可能なレベル。寝返りは軽度介助、起き上がりは中等度介助レベル。移乗動作自立を目標としていた。介入後は徐々に介助量軽減し、家族2人介助でP-トイレにて排泄できるようになり、女性家族介助での移乗獲得、起き上がり自立となった。便意がある際は家族に声をかけてから1人で起き上がり、座った状態で待ってもらうことで失禁が減していた。

ある日ベッドから転落して骨折し、入院となったとCMから連絡を受ける。恐らくベッドの起き上がる側と反対側にかけ布団が寄せてあったため、起き上がり開始位置が中央より起き上がる側に寄っており転落してしまったものと考えられる。起き上がりの動作は自立していたものの状況判断等も考慮すると自立と判断するのは早かったものと考えられる。

〈課題〉

・動作練習を行う際に普段の生活でどういう環境で行われているかの細かな状況の確認が不足していた。

〈対策〉

・ご家族に練習の状況と生活の中で行う環境（掛け布団がある状態）での動作をそれぞれ見てい

ただき、まだ介助が必要な状態であることをお伝えする。

## (4) 訪問開始前からリスク管理を行うべきだった例

事例E
**60歳代　男性　要介護　母（80歳代）・兄と3人暮らし**

〈概要〉
退院日に契約を行ったが、初回訪問時までに褥瘡ができてしまった。

〈経過〉
脳性マヒと糖尿病、頚部脊柱管狭窄症の病歴あり。誤嚥性肺炎で入院しており、退院後からリハビリ開始となる。

経済面的負担に敏感なため、最小限のサービス導入となっていた。入院前の寝具は布団で、上肢の支持物があれば母の介助で起立可能。屋内車椅子駆動自立で、伝い歩き自立していたとのこと。退院直後、契約に伺った時は車椅子からの起立は介助にて何とか可能だが、立位保持は困難。座位姿勢は崩れており自己修正困難。そのため入院前よりも介護負担が増えることが予想された。

主介護者の母は小柄で肩の痛みもある。兄は仕事のため、不在にしているか寝ていることが多いとのこと。痩せ型の体型と変形、さらにＡＤＬ機能の低下のため、車椅子座位姿勢が崩れた状態で長時間過ごすことが予想された。

ご家族には褥瘡リスクが高いことを伝え、座位での姿勢修正の必要性と介助方法を指導していた。また、車椅子にクッションを使用していなかったため提案も考えたが、ご家族の性格と経済的負担も考慮してその場では提案しなかった。

契約から３日後の初回訪問時に臀裂にステージⅡの褥瘡が発見された。受診のため介護タクシーを利用して通院することになった。

ご家族の介護力を考えると介助指導だけでなく、車椅子の除圧のクッションも勧めるべきであった。また結果として診察代と交通費がかかり、クッション導入と大差ない経済的負担を強いることとなった。

〈課題〉

・除圧のためにクッションを提案すべきかどうかという視点しかなく、他の選択肢を考えることができていなかった。

〈対策〉

・契約時にクッションを提案し、それを断られた場合は初回訪問を翌日にするように交渉し褥瘡発生のリスク軽減を図る。

## 栄養士からみた在宅リハビリ④

### ◎リハビリで問題となる栄養不良について

栄養状態を評価するツールとして特に高齢者に有効な栄養アセスメントツールがＭＮＡ®（簡易栄養状態評価法）です。高齢者の低栄養に影響する18項目を点数で評価していき、合計点で評価します。上腕周囲長と下腿周囲長の計測は必要ですが、職種問わず簡単な問診で評価できるものになっています。

身体計測では体重の変化とＢＭＩが特に重要です。目安となる体重減少率は以下の式で算出できます。

体重減少率（％）＝（通常体重－現体重）÷通常体重×１００

体重減少率は１ヶ月に５％以上、３ヶ月に7.5％以上、６ヶ月に10％以上の減少で低栄養の高リスクとなり注意が必要です。１ヶ月に３〜５％未満、３ヶ月に３〜7.5％未満６ヶ月に３〜10％未満の体重減少でも、低栄養の中リスクとなるので、あわせて注意が必要です。

ＢＭＩは以下の式で算出できます。

ＢＭＩ（kg／m²）＝体重（kg）÷身長（m）÷身長（m）

BMIは18・5（kg／m²）未満で低栄養のリスクがあります。BMIは22・0が標準体重ですので、ここを目標値に設定する場合もあります。ですが高齢の方のBMI22・0を目指してしまうと、低栄養をまねく可能性がありますので、年齢や状況に応じた目標設定が必要です。

前記の方法で低栄養をアセスメントできます。低栄養と判断された場合は多職種と連携し、低栄養改善のために介入する必要があります。

リハで問題となる栄養不良で最初に問題となるのは低栄養です。成人が低栄養になる原因は「飢餓」「侵襲」「悪液質」の3つに分類されます。

「飢餓」は炎症を伴わず、消費はエネルギーが摂取エネルギーを上回っている状態です。

「侵襲」は急性の炎症によって低栄養が生じた状態です。

「悪疫質」は慢性的な炎症で低栄養が生じた状態で、筋肉の減少が特徴的です。

様々な原因で低栄養になるので、原因にあわせた対応が必要です。

侵襲時は異化期と同化期に分けられます。異化期では筋肉や脂肪を分解しエネルギーを得ようとしていますので、エネルギーを与えても、筋肉の分解が止まらず、低栄養になります。同化期になると筋たんぱくの合成が始まり、筋肉量が回復します。同化期にも十分に栄養補給を行ない、筋たんぱくの合成に必要なたんぱく質を補給します。

コラム

ます。

サルコペニアは筋肉量が減少し、筋肉量が低下していること、または身体機能の低下が起こることを言います。

ロコモティブシンドロームは運動器の障害のために移動機能の低下をきたした状態と定義されています。

フレイルは加齢とともに心身の活力が低下し、複数の慢性疾患の併存などの影響もあり生活機能が障害され心身の脆弱性が出現した状態であるが、一方で適切な介入・支援により、生活機能の維持向上が可能な状態像と定義されています。

それぞれ異なる状態ではありますが、適切な栄養管理が必要であり、リハを行なう場合も栄養状態の改善を併せて行なう必要があります。

リハを行なうにあたり、様々な情報から栄養不良の判断を行なうことが必要になってきます。栄養不良のままリハビリを行なっても効果がみられませんので、栄養状態には常に気を配り、適切な介入が求められます。

# 第8章
# 問題点の抽出と目標設定

## 1 在宅における問題抽出

まず、訪問リハビリにおける問題抽出の方法として重要なことは「意味のある評価をして問題点を抽出できるか」です。例えば、変形性膝関節症などの整形疾患の訪問リハビリ時に「年齢も年齢で高血圧もあって脳血管障害のリスクもあるかもしれない」といって1時間の訪問の中で、膝関節のアライメントや下肢の筋力・バランス能力などの他に脳神経の検査や病的反射の評価などを行っていては、時間が何時間あっても足りません。つまり、在宅リハビリにおいてはトップダウンの評価をどれだけできるかが重要です。以下は評価の手順の例です。

① まず本人が何に困っているか

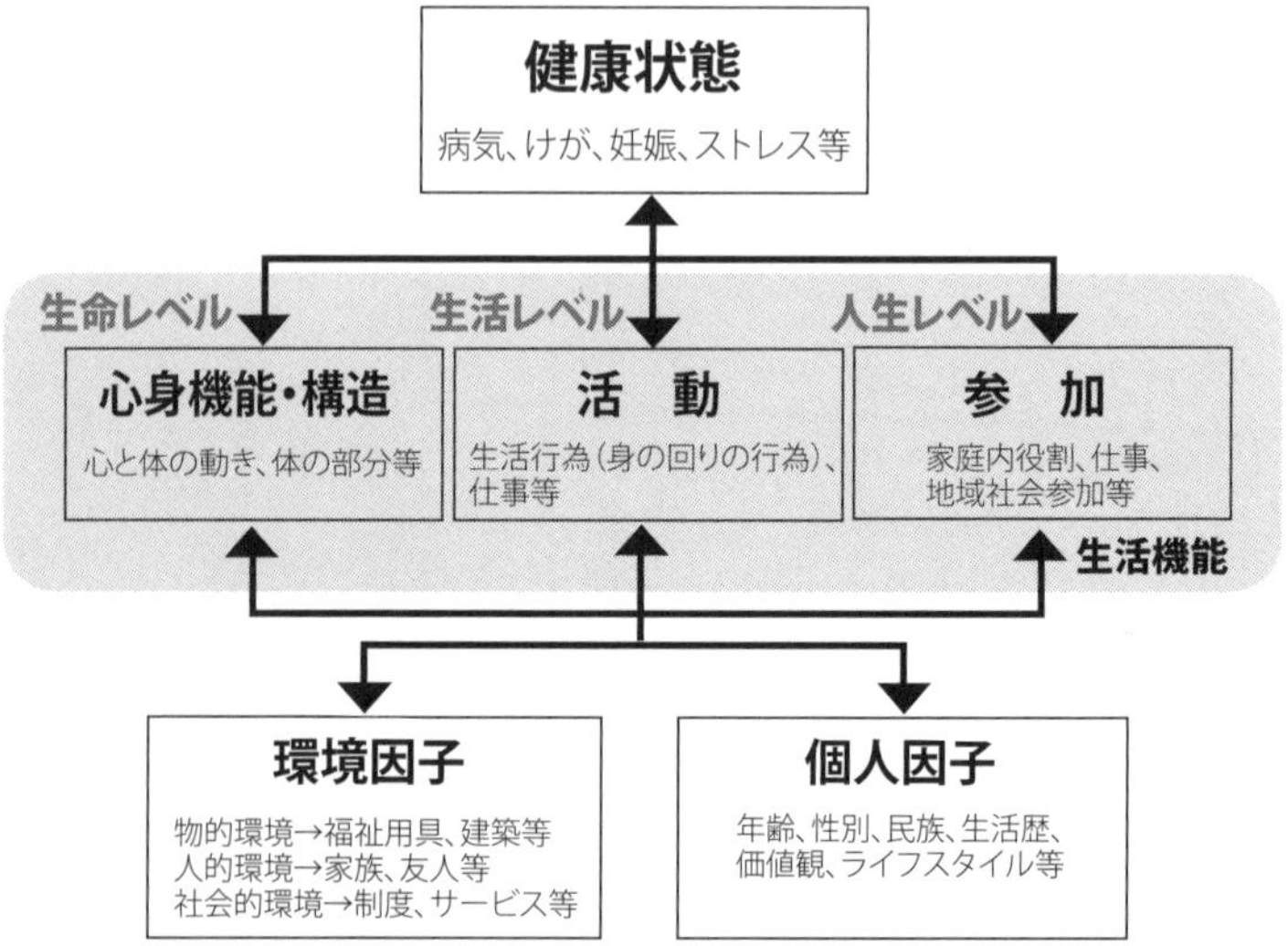


参考文献：『国際生活機能分類　ＩＣＦの理解と活用』
上田敏、きょうされん、2005

↓初回面接、ＣＭ様などからの情報

② 生活の中でなにが問題になっているのか。そして、何の手助けが必要なのか。
↓実際の場面で動作を確認させていただく。

③ その上で心身機能はどのような状態か
↓②を見た上で推論を立てて身体機能や精神機能などの必要な評価を行う。

④ 問題点が何かを確認する
↓推論と実際の評価を統合し、問題点を抽出する。

また、在宅で重要となる考え方で重要なことは、ＩＣＦ（International Classification of Functioning,Disability and Health、国際生活機能分類。以下ＩＣＦ）の考え方です。

ＩＣＦとは２００１年5月にＷＨＯ総会で採択された「健康の構成要素に関する分類」であり、「生活機能」の分類と、それに影響する「背景因子」（「環境因子」、「個人因子」）の分類で構成されます。そして、生活機能に影響するもう一つのものとして「健康状態」を加えたのが「生活機能モデル」です。このような生活機能モデルとしてとらえることなしに、単なる分類として各項目をバラバラに見るだけではＩＣＦとしての意味はありません。

したがって、在宅のリハビリにおいてもその方の健康状態を回復または向上をサポートするにあたり、「心身機能」、「活動（生活）」、「参加」、「環境」、「個人」について多角的に評価し、それらを統合して問題点を抽出しなければなりません。（前ページ図参照）

## 2　在宅リハのゴールってなんだろう？

病院でのリハビリの目標は？と問われたらと皆さんはなんと答えるでしょうか？多くのセラピストは在宅復帰（退院）が目標！と答えるでしょう。それで良いと思います。では在宅リハの目標はどうでしょうか？　多くの人が答えに窮するのではないでしょうか？なぜかというと在宅生活というのは入院生活と違い退院という明確な終わりが見えないからです。在宅リハの経験がある人ならば色々な答えが出てくると思います。入院予防というのも答えの一つになるでしょう。しかし、一つだけ挙げるとすると私はこう答えます。答えは「自分らしく生きてそして最期をむかえること」です。極論ですが在宅リハのゴールとはご活用者様（弊社では患者様とは言いません）がいかにして死を迎えて頂くか、に尽きると思います。

## ⑴ 病院のリハは短距離走

病院ではゴール（退院）が明確なため短期集中！限られた期間内に退院に必要なADLをどれだけ早く獲得できるかが大切と言えます。いわば決まった距離をどれだけ速く走れるかを競う短距離走です。そのため患者様も頑張りやすく、早く退院するために割とこちらの提案に従ってくれます。

## ⑵ 在宅のリハは長距離走

在宅は終わりがない死といういつ来るのかわからないゴールに向かうため、ゴールが見えない長距離走のようなものです。そのためどういうペースで走ればいいのかイメージできないためご活用者様はリハビリを頑張ることに対して病院以上に消極的になりやすい傾向があります。また、自宅という自分のテリトリーという安心感から本音が出やすいとも言えます。

対応策としてよく使う考え方を2つほど紹介しておきます。1つはご活用者様が先をイメージしやすいゴール（短期目標）を設定することです。2つ目は目的を達成するために頑張るという形のリハビリを「手段」にするのではなく、リハビリをやること自体を楽しみにしてもらう、つまりリハビリを「目的」にすることです。ゴールに向かってできるだけ早く走る「長距離走」の考え方から更に逸脱して、歩くこと自体を楽しむ「散歩」にしてもらえるように関わることです。目的を達成することに捉われるのではなく道中を楽しめれば良いんです。そのためには人間関係の構築がより重要になります。

## 3　目標を設定する前に

病院と在宅の目標の違いはイメージできてきたかと思います。在宅ではゴールを目指すばかりではなく、その過程でいかに満足して頂くかも大切です。病院よりもサービス職の要素が強いとも言えます。

しかしながら、働くフィールドは違っても我々はリハビリの専門職であることには変わりありません。ご活用者様の要望を聞くだけで目標を立てていて、専門的な視点が欠けていては在宅というフィールドで活躍できる専門職（弊社では地域専門職と言います）とは言えません。では在宅ではどうやって目標を立てるとよいのでしょうか?

## 4 問題点を抽出するためのポイント

良い目標を立てるには、現状の問題点をしっかり抽出することが肝要です。在宅ならではのポイントがいくつかありますのでご紹介致します。

① 情報収集(具体的な方法については別項をご参照ください)

病院との違いは多々ありますが、一番の違いは、情報を持っている病院やケアマネージャー様や他のサービス担当者などが自社以外の人達である、ということです。そのため、病院のようにカルテを見ればすべての情報が得られるということは決してありません。こちらからお願いしないと情報がもらえないというのも珍しいことではありません。よりよい連携をするためには顔の見える関係性づくりという意識が欠かせません。

② 訪問していないときのことを考える

病院では24時間365日誰かが見てくれています。介護保険ではリハビリは最高でも一週間に

120分が限度です。他のサービスを含めて考えても一日のほとんどの時間は誰も訪問していない時間です。一度訪問が終わるとそれから一週間誰も来ないという状況も珍しくありません。その時間をどう過ごしているか、その流れで考えるとどこが問題点となり得るか見えてきます。

**i　一日の流れで考える：**基本ですが最も大切です。例えば朝起きてからの一連の動作はできるのか？食事は誰がどういう風に準備しているのか？どれくらい食べられるのか？お通じはあるのか？一人でトイレに行けるのか？日中は家族はいるのか？等きりがないほどです。

**ii　1週間の流れで考える**

サービスはどういったものがどれくらい入っているのか？サービス担当者や家族に会う以外に外出の機会や友人などの来訪はあるのか？

（特に週末訪問の場合）病院が休診ですぐに受診できなかったり、ケアマネージャーの事業所が休みなどで対応が遅れて命に関わる心配はないか？等に影響します。

**iii　1ヶ月の流れで考える**

受診の頻度はどうか？外へ出るときはどういう風にして出るのか？往診は入っているのか？爪切りは誰が行っているのか？薬やその他の物品はいつだれがどうやって補充するのか？など少し長めのスパンで考えないと見えてこないものもあります。

### iv　イレギュラーなことへの対応力はどうか？

体調を崩した時に本人or家族で適切に判断や連絡できるのか？胃ろうの管理や吸引などを訪問者が行っている場合、トラブルがあった際に医療的な対応がどこまで家族でできるか？夜間の緊急連絡の契約をしているか？などは問題が起こって初めて気づくケースもあります。命に関わることもあるため忘れてはいけません。

### ③　道路が廊下・自宅が療養部屋として捉えてみる

ご活用者様が生活する場は自宅の中だけではありません。街全体を一つの病院のように捉えてみると家の外にも見えてくる問題は多くあります。例えば、外出するのに玄関までのアプローチは歩いて行けるのか、車いすで通れるのか？家の近くの道路の傾斜や路面状況はどうか？交通量は？買い物は歩いて行けるような距離にあるのか？腰かけて休憩できるような場所はあるのか？等の自宅周辺の環境は訪問だけしていると見落としがちです。

### ④　「未来」の視点を持つ

ご活用者様や専門職でない方々は「今」見えている問題に関心が向くことが多いものです。しかしながら、われわれ地域専門職は「今」のご活用者様だけでなく「未来」のご活用者様の生活も守っていく必要があります。そのため「今」見えている問題だけに捉われず、疾患や加齢といった身体、介護状況も含め「未来」の視点も持って考えていくことが重要です。

⑤ ご活用者様やご家族様の言葉に耳を傾ける

われわれにしか持てない視点もありますが、ご本人様や長く一緒に過ごしてきたご家族様だからこそ気づける問題も多いのです。認知機能の低下した方や話のまとまりのない方の言葉は誤解して伝わりやすいので、鵜呑みにしないが軽視しないスタンスで傾聴しましょう。

## 5 専門性の押しつけにならない個別性の高い目標設定をするためのポイントとは？

問題点は見えてきた。では具体的な目標はどうやって設定しよう？

疾患について教科書や文献を調べて問題点を解決できそうなリハビリ方法もいくつかは思いついたので、それを目標にします！は病院なら大抵ＯＫだと思います。ただ在宅ではそれだけでは残念ながらうまくいかないことが多いでしょう。なぜならばそれは一方的に決めたことでご活用者様の意志を尊重しておらず、専門性の押しつけになってしまうからです。そのような状態では、たとえ適切な目標であってもモチベーションを維持することが困難となります。

もう一つ問題点があります。在宅でリハビリを受ける方の多くは数多くの疾患を抱えており、多くの生活上の問題点があるため、一つひとつに対処することは時間が足りず全てが中途半端になる可能性も高いのです。

ではどうしたらいいのか？ 以下で考えていきます。

### ① サービス導入のきっかけをよく知る

病院のリハビリは入院したら医師に言われるままリハビリが始まる、ということが多いと思います。しかしながら在宅のリハビリは、そうではありません。ご本人様・ご家族様やケアマネージャー様などが具体的に解決したいことがあって依頼を受けることがほとんどです。そのためそこが一番のhopeであることが多いのです。

### ② Hopeが本人の口から出てこない場合

本人に何がしたいか聞いても何も出てこない。このようなケースは多々あります。

大きく分けると2つのケースがあります。

#### i ご自分でも何がしたいか思い浮かばないケース

そういった方にはオープンクエスチョンよりもクローズクエスチョンの方が有効なこと

があります。例えば作業療法士の使うことの多いADOCなども便利です。

### ⅱ できないだろうと思い込んで本音を言えないケース

そういった場合には雑談が大切です。特にお茶の時間（訪問先で用意されることがよくあります）になどは心のガードが下がって本音が垣間見えることがあります。

### ③ HopeがADLや機能面でしか挙がってこない場合

「歩けるようになりたい」や「トイレに一人で行きたい」、「痛みを無くして欲しい」といったhopeは良く聞かれます。

具体的で介入の方向性も考えやすいのですが、これには注意が必要です。本来の目的は別にあることが多いからです。もちろんその目標が達成できれば喜んで頂けますが、現実にはできない問題もあります。そういったときに表面的なhopeしか聞けていないと達成できる目標を諦めさせてしまうことになります。

「歩けるようになりたい」の本来の目的が「外出して○○したい」にあるなら車いすや他の福祉用具でも解決できるかもしれません。「おむつを使わずにトイレに行きたい」が本来の目的ならば歩けなくてもポータブルトイレでも達成できるかもしれません。逆に「トイレに一人で行きたい」は「家族が大変そうで迷惑をかけたくない」という目的が隠れているかもしれません。その場合は動作が自立に至らなくてもサービス導入でご家族の負担を軽減したり、介助動作の指導でご家族の負担を軽減することで達成できるかもしれません。

そういった妙に具体的なＡＤＬや機能面でしか hope が出てこない場合は、「仮定法」を使うと便利です。「歩けるようになったらどこに行きたいですか？」「もし全然痛くなかったら何をしますか？」といった話をすると本来の目的が見えてくることがあります。

④ 専門職の考える needs とご本人様の hope に乖離がある場合

このような場合は、ご本人様の hope に何らかの問題が潜んでいることが多いので、極力納得して頂くよう説明致します。ご納得頂けない場合はできる限りお互いの訴えの共通点を探します。その共通したポイントを目標として設定します。けれど説明する際には各人の御意向に沿っている部分を強調して伝えます。やることは同じでも見せ方・伝え方を工夫することでも相手の印象は変わります。

運が良ければ当面の目標を目指している間に、われわれの意見の妥当さに気づいていただけるケースもあります。

⑤ 在宅だからこその目標設定と評価項目の例

在宅では、訪問リハビリを担当している方が、『孫が今度結婚するのよ、それでね、孫がおばあちゃんと一緒に披露宴で歩きたいっていってるのよ。なんとか、結婚式に参加して綺麗に歩いてあげたいのよ。』というイベントに伴う、リハビリ目標を設定する場面もある。その際に、評価しなければならないことの例を以下に記す。

・結婚式に着ていく服や靴を身に付けられるか
・化粧や整髪を行えるか
・移動手段は何か
・移動時間はどれくらいか
・結婚式はおおよそ何時間程度か、またそれに伴う座位耐久性はどうか
・披露宴の歩行時の床面の材質はどうか（歩行に関与するため）
・どの程度の距離を歩かなければならないのか
・式中のお手洗いの方法はどうするか
・歩行時の姿勢不良の原因はなにか

などをセラピストとして、評価を行うことが重要です。また、その中で必ずしも自分で行わなくてもよい項目もあります。そのため、これらの評価を行ったうえで「家族が手伝って行えること」「自分で行えること」「必ずしも行わなくてよいこと」に仕分けをして、優先順位を決めるこ

とも非常に大切です。

## 6 目標達成までのモチベーションを維持して頂くコツ

① フィードバック

在宅では長い付き合いになることが多く、短期間での変化は起きにくいため、変化に気づいて頂きにくいものです。そのため、きちんと目標に向かっていることをしっかり伝え、良い変化が出ているところは少しオーバーなくらいに伝えてあげましょう。またご家族や他の担当者等の他人からの間接的なフィードバックの方が嘘くさくなくて効果的です。

② 人として好きになってもらう

嫌いな人とはなかなか頑張れません。人として好きだと提案も受け入れて頂きやすくその結果、介入の効果も出やすくなり好循環が生まれます。とても大切なことです。ただし、好きになって頂くのは手段であって目的ではありません。本来の目的を忘れないようにしましょう。

③ 専門職として信頼して頂く

人として受け入れられることと同様に、プロとして認めて頂けると提案に耳を傾けて頂けます。特に即時効果を出すと信頼を獲得しやすいです。しかしながらどうしても徐々に能力が低下していく方が多いのが在宅リハです。そういったケースでも、事前に今後起こり得ることを伝えていたら実際にそうなったときに預言者のように見えて、信頼をして頂けます。

④ マイナス要素を把握し排除する

「良くなっている実感がない。」「リハビリをやると疲れる・痛くなる。」こういった訴えがある方はモチベーションが下がりやすく「だからやりたくない」につながります。こういうケースではいくら意味があると説明しても納得は得られにくいものです。量や内容を再検討しましょう。質が落ちたとしても全くやってもらえないよりはマシです。

⑤ 最終的なゴールはいかにして生きて死ぬかということを思い出す

リハビリの目標を達成することはご活用者様にとってプラスになることは当然ですが、リハビリのために生きているわけではありません。その日がダメでも次があるし、訪問したことで少しでも笑顔になって頂けたり安心感を感じて頂けたりすれば最終的なゴールにとってはプラスに働いているはずです。

栄養士からみた在宅リハビリ⑤

## ◎栄養状態を把握するための検査データについて

栄養状態を把握するにあたって、身体計測はもちろん重要ですが、血液検査や尿検査などの検査から得られるデータも重要な意味を持っています。

ここでは栄養状態の指標として重要な検査を紹介します。

身体計測としては体重変化率やBMI、上腕周囲長や下腿周囲長など様々なものがあり、定期的な計測で栄養状態を把握することができます。

血液検査も定期的に行なうことで、体内の状況を詳細に知ることができ、栄養状態だけでなく、様々な状況の判断に役立ちます。

アルブミン（Alb）は体内の栄養状態をあらわす指標としてよく用いられています。基準値は医療機関によって様々ですが、3・5g／dlを下回ると低栄養として扱います。この状態ですと、リハを行なっても効果が見込めません。

このアルブミンを確認するときに注意する検査結果がCRPという項目です。このCRPが多いとアルブミンの数値が低下します。体内で炎症などが起こっていると上昇してくる検査値ですので、栄養状態を確認したい場合はこのCRPも必ず確認してください。
アルブミンは直近の栄養状態を示す数値ではなく、半減期が15日と比較的長い値ですのですぐに栄養状態を評価したい場合は、RTP（ラピッドターンオーバープロテイン）という半減期の短い検査値を参照します。

RTPとしてよく使われているものが、トランスサイレチン（TTR）です。プレアルブミン（PR）とも呼ばれることがあります。こちらは半減期が約2日と短く、栄養状態が改善された際にはすみやかに上昇する数値です。基準値の例は22～40mg／dlです。

コリンエステラーゼ（ChE）も低栄養の指標になります。こちらはアルブミンと平行して増減する数値です。肝機能障害を早期発見する指標でもありますが、低栄養でも低値を示しますので、低栄養の疑いがある方では意識する必要がある検査データです。

直接低栄養に関わる数値ではありませんが、貧血の指標として覚えておいていただきたい検査がヘモグロビン（Hb）とヘマトクリット（Ht）です。ヘモグロビンは血液の赤い色素のことで、ヘマトクリットは血液中に含まれている赤血球の量を示す数値です。どちらも貧血で低値を示します。

血液検査を評価する際に留意しておく点として、対象者に脱水がないかも検討する必要があります。脱水によって血液が濃縮され、検査結果が高値を示した事例がありました。脱水時にアル

コラム

ブミンが基準値内であり、低栄養ではないと判断された方ですが、脱水を解消して再度検査を行なうと、血液検査データが全体的に低くなり、低栄養と判断されています。

血液検査データは重要ですが、低栄養が疑わしい場合は経口摂取自体が低下している可能性があり、食事だけでなく水分補給も満足に行なわれていない場合があります。検査データを確認し現状を理解することは必要なことです。ただ、可能であるなら検査データに加えて、食事摂取量や飲水量も知ることでより詳細に栄養状態を把握できます。

検査データを活用しつつ様々な視点から栄養状態を把握することが重要です。

トピック

# 最新ハイテク・リハビリシステム「モフトレ」

ここで地域リハのイメージが変わるような先進的な技術を用いたリハビリもご紹介します。

皆さんの持つ訪問リハの実際のイメージってどんな感じですか？

・自宅のベッドでだけ練習？
・病院と違って道具の制限がある？
・リハ備品が限られているから徒手的なものしかできない？

いえいえ。それはもう過去のイメージなんです。

地域というクリエイティブな人・企業たちがどんどん参入してくる場所では毎年毎年、新しい技術が導入されてきます。

今もIoTの技術により今までは不可能だった練習の選択肢が新たに生まれてきています。

では実際にどんなシステムがあるかを紹介します。

例えば、株式会社Moffが開発した『モフトレ』を知っていますか？

ウェアラブル端末を用いて最先端のトレーニング、レクリエーションが可能になる介護予防プログラムです。様々な IoT の中でも実に応用性もある素晴らしいツールです！

それでは Moff 社の開発チームの皆さんよりご紹介させて頂きます！

**〈モフシリーズの想い〉**

Moff 社のプログラムはいくつかあるのですが、共通の特徴は身体の動きを感知する独自開発したモーションセンサー（＝〝モフバンド〟と名付けられた腕時計型のウェアラブル端末）を手首や足首に付け、iPad や iPhone にインストールされたアプリと連動させ、介護や医療現場でのリハビリ（並びにその関連事）で利用するサービス、になっております。ゲームのようにセンサーを装着した手首を上に挙げると画面の自身のアバターも腕を挙げる、という類で、センサーの動きに画面が反応し、自身の動き・関節の可動状況を〝見える化〟できる、そして実施結果が記録される、ということが共通特徴です。

また、いずれのアプリも、

A：多忙な介護（医療）現場のスタッフが簡単操作でき、業務を効率化でき、

B：高齢者の皆様が楽しんで運動（リハビリ／トレーニング）でき、

C：セラピストや大学教授などの専門家の監修を経た適切なコンテンツで、

D：スタッフと高齢者の皆様の会話・コミュニケーションを促進できる、

ことを実現しており（しているつもりです。笑）、換言すると、ヒューマンタッチ、人のぬくもりが大

切な介護・医療現場で、人の代替ツールという奢ったものではなく、介護・医療に従事する、専門的で頼りになり、優しく気遣いがあり、ときに高齢者を強く鼓舞する、そんな多忙なスタッフの皆様をサポートしたい、笑顔にしたいという想いがベースにあります。

では、Moff社の主要アプリ2つ（モフトレ、モフトレHome）を以下に紹介させて頂きます。

## 1 モフトレ

**〈モフトレの利用シーン〉**

モフトレは、Moff社の〝トレ〟ーニングアプリという意味で、高齢者のロコモティブシンドロームの予防やフレイル予防、身体機能の維持・向上に貢献すべく、まさに〝トレ〟ーニング（運動、リハビリなどとも言い換えられるかと思います）を促進させる意図で開発されました。利用場所は主にデイサービス（通所介護）。1人～5人の小集団での使用を想定し、iPadをテレビやプロジェクターなどの大型モニターにつなぎ、アプリ（運動動画、センサーに反応する画面）を大画面で流し、センサーを手首や足首に着用し、ゲーム的に画面の運動動画を見ながら体を、関節を動かします。理学療法士・作業療法士などのセラピストあるいは看護師、介護士さんの介助は必要ですが、運動自体は画面に流れますので、介助の人数・負荷を軽減することは可能です。なお、デイサービスでは利用者様に体を動

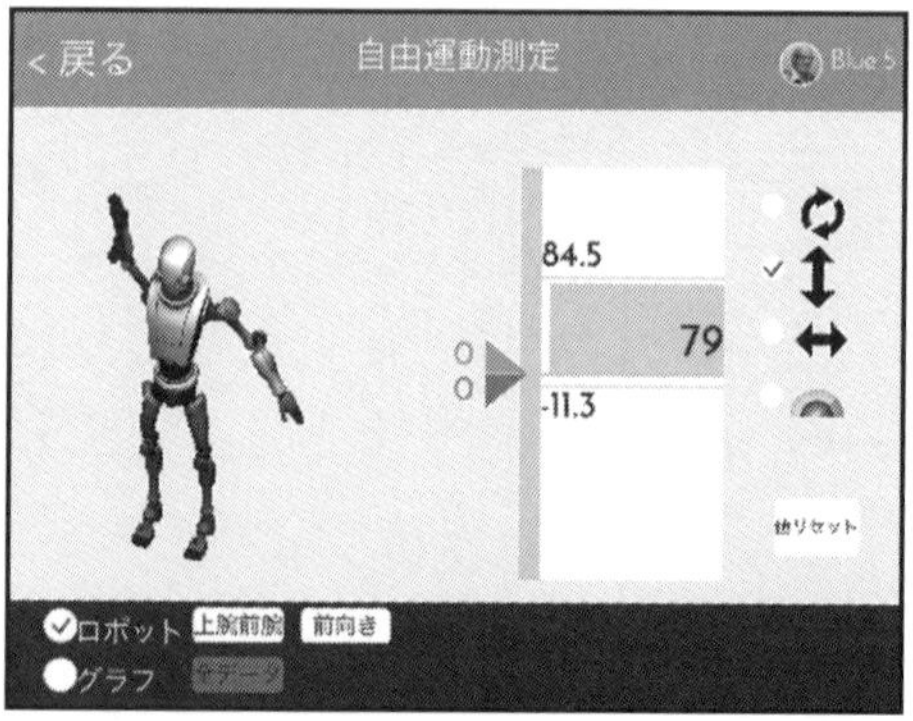


アバターが自身の動きに同期・可動域測定
（デモアプリの画像）

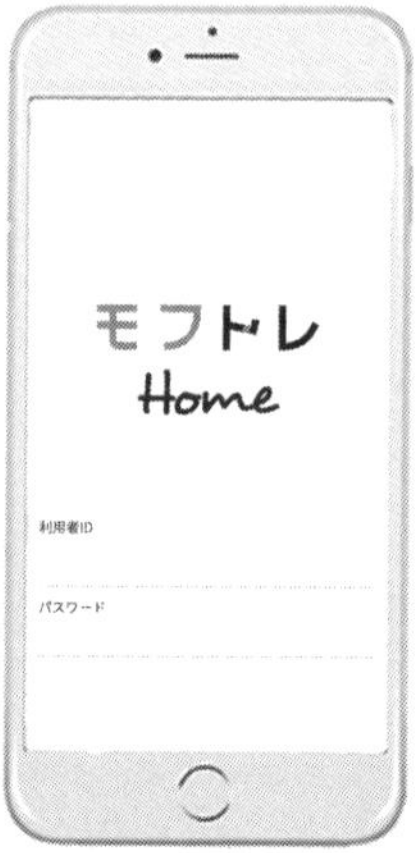


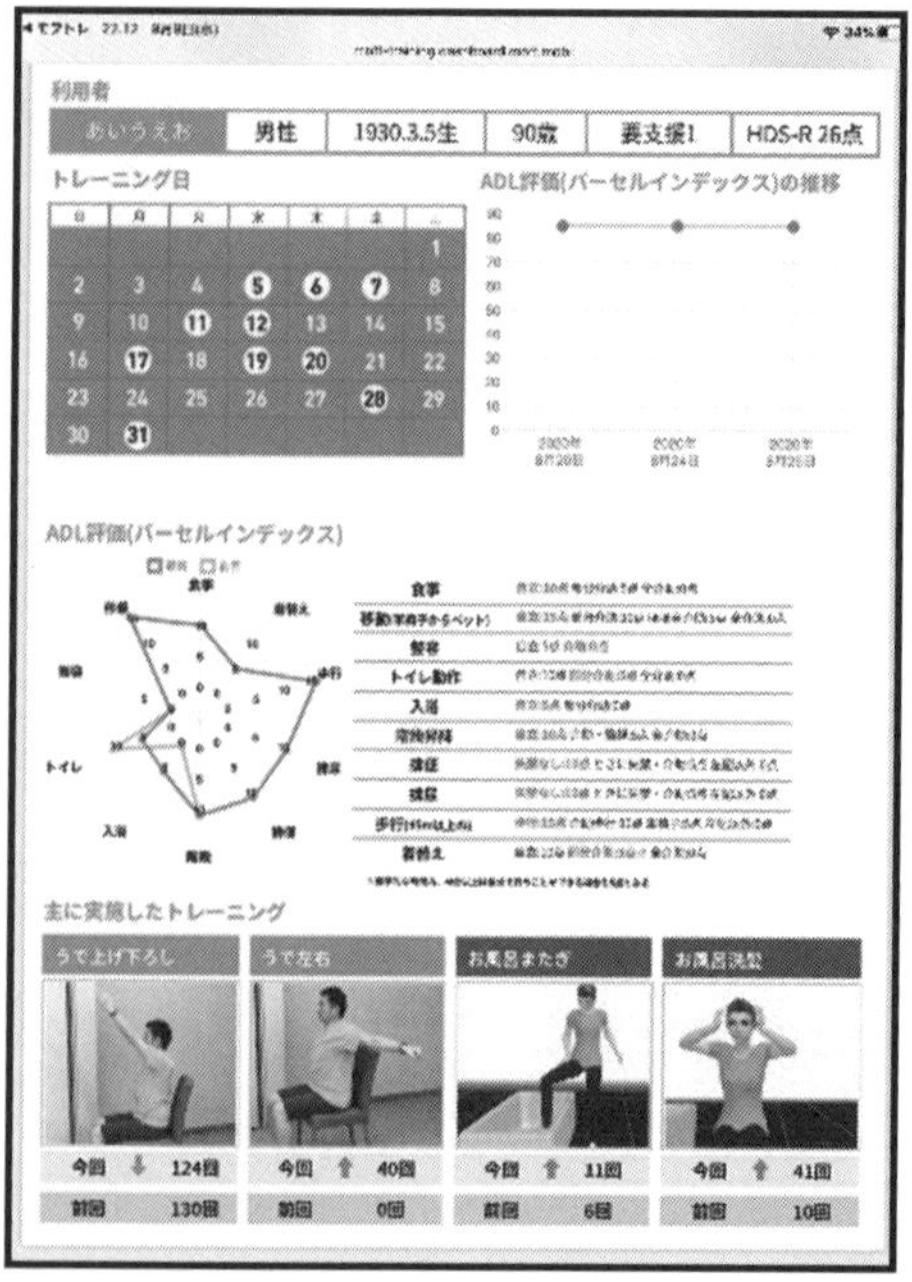


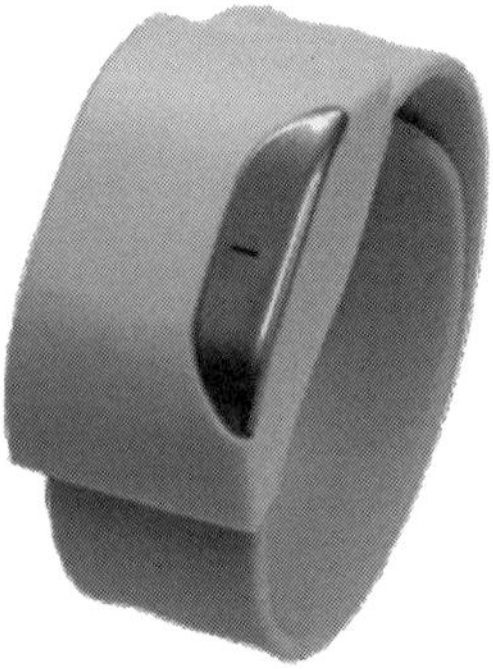

腕時計型モーションセンサー（"モフバンド"）

高齢者の運動・HDSR・バーセルインデックス結果総合レポート（自動作成）

かして頂くことを機能訓練と呼んでおり、デイサービスに対する介護保険制度に〝個別機能訓練加算Ⅰ、Ⅱ〟という加算制度があります。当該制度の決まりを守って機能訓練を実施すると加算（＝デイサービスにとってはいわゆる売上）が得られるというものです。モフトレを実施し、自動作成される実施記録レポートを提出・保管することで当該加算を算定することも可能です。ただし、モフトレの実施以外にも居宅訪問して環境をチェックする、機能訓練の計画書を作成する、などの諸条件を遵守する必要があります。

**〈モフトレの主な機能・特徴〉**

モフトレの主要な機能・特徴は４つ。

① 各ＡＤＬに沿った機能訓練（運動／レーニング）を選択可能

例えば、歩行やお風呂、トイレ動作など、高齢者が困りがちのＡＤＬのうち、どれを維持・向上させたいかその目的を選択することで、それに寄与する機能訓練がレコメンドされます。なお、機能訓練の種類は22種。その他にゲーム要素・脳トレ要素のレクリエーションが４種、ヨガが含まれており、機能訓練の前後の準備体操的に活用する、待ち時間にちょっと体を動かしてみるなどが可能で、一定のバラエティを実現しています。デイサービスなどには様々な思いで利用者様がいらっしゃいます。個々の利用者様への目的に応じて時間を効率的に活用する、ことは重要ですね。

② センサーを装着することで画面が反応

センサーを着用した腕や脚を動かすと画面のアバターが同じように動作し、あるいは関節可動域バロメーターが変化し、自分の動きが〝見える化〟されます。目標も理解しやすいため、〝もう少し動かしてみよう〟とのモチベーションアップに寄与します。また、例えばトイレの立ち座りやお風呂またぎの練習であれば、実施にトイレやお風呂に行かずとも、トイレやお風呂のシーンとそこに居る自分（アバター）が画面に映し出されるため、介助しやすいオープンスペースを活用しつつ、何の動きについて練習しているかを明確にできるので、目的意識が高まります。疾患があり、身体も思うように動かなくなってくる高齢者であっても目的意識を持って、〝ちょっとがんばってみる心〟を鼓舞する、ことは重要ですね。

③ 実施状況が自動計測・自動記録・自動レポート化

いつ、誰が、何の機能訓練を、何回実施し、可動域は何度だったか、が自動記録され、毎月のレポートも自動作成されます。機能訓練結果を自身やデイサービスの職員、ケアマネージャー、家族など高齢者のＱＯＬの実現・向上に貢献している関係者で、機能訓練実施状況・身体機能状況の情報共有が可能になっています。関係者がタッグを組んで一人一人の高齢者の健康・生活の質を維持・向上させようとする、ことは重要ですね。

## 「モフトレ」iPad アプリの画面例

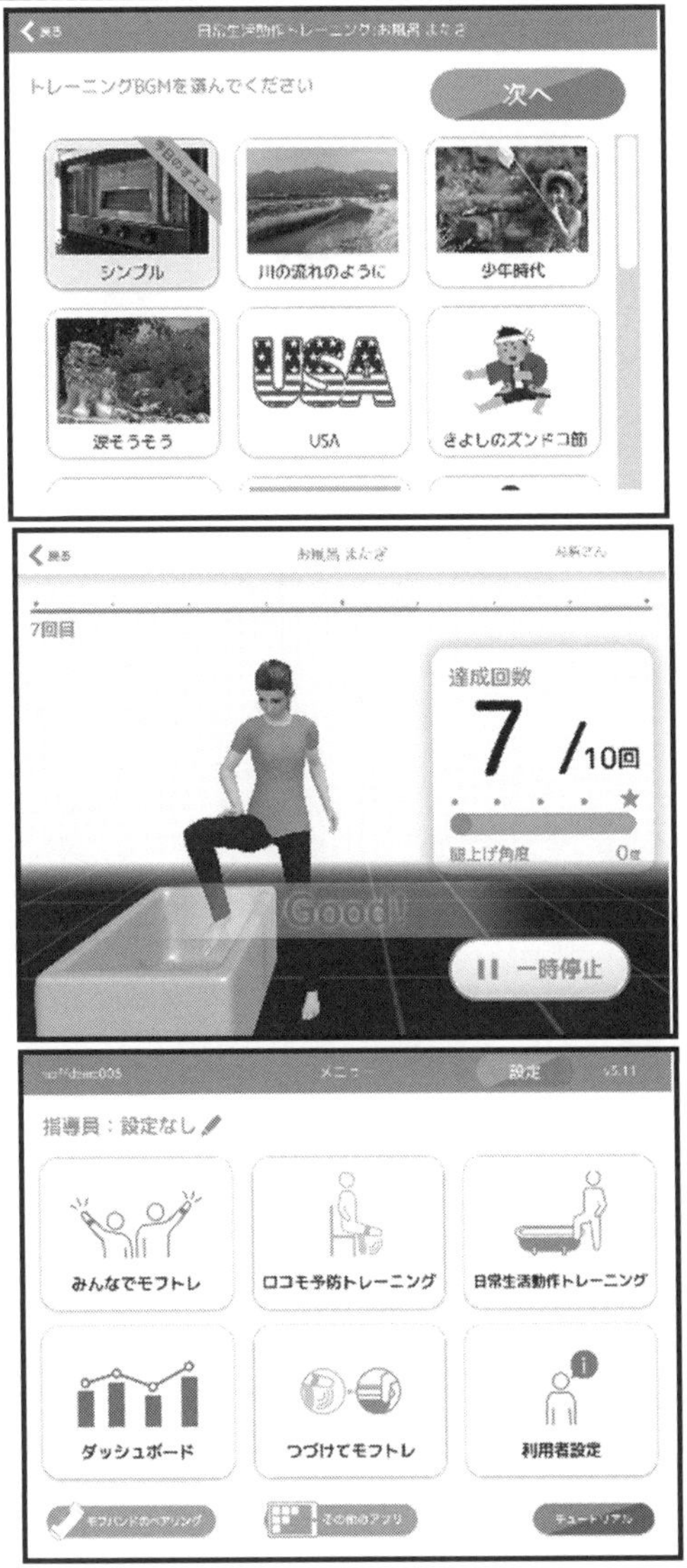

④　遊びゴコロ

高齢者にとって機能訓練は、もちろん個人差はありますし、日々の気持ちにも左右され、とても楽しいこと、では無いかもしれません。このアプリにはゲーム要素のあるレクリエーション運動が含まれています。また、運動中のBGMを選ぶことができます。美空ひばりさんや坂本九さん、昔の民謡などを流しながら機能訓練することが可能です。また、終了時には、歓声・拍手などの効果音もあり、なるべく楽しく実施して欲しい、との願いを込めております。高齢者でも誰であっても、また、介助するスタッフさんも多忙であるがゆえに、楽しく運動できる、ことは重要ですね。

## 2　モフトレ Home

### 〈モフトレ Home の利用シーン〉

モフトレ Home は、先にご紹介しました「モフトレ」の在宅版という意味で〝Home〟と名付け、主に訪問看護事業者を介して、在宅での高齢者リハビリの効率化を狙ったアプリです。

モフトレ同様にこちらもモフバンドと呼ばれるモーションセンサーと iPad あるいは iPhone を使用します。訪問看護事業者は車での移動もありますが、電動自転車を利用する場合もあります。荷物はなるべく軽くしたいニーズに応えて iPhone でも利用できるようにしました。また、訪問看護事業者の訪問先は様々な疾患を抱え、「モフトレ」の主な利用先であるデイサービス（通所介護）とは異なります。

寝たきりや外出ができない、集団活動ができない、などのケースもあり、看護師や理学療法士・作業療法士などの訪問看護スタッフと患者（利用者）様との1対1の現場になります。ですので、モフトレHomeというアプリは、これらの状況を鑑み、リハビリ（運動）種類は多数の疾患に対応できるよう120種超を揃え（順次増やす予定です）、今日訪問する患者（利用者）様ひとりひとりに合わせてリハビリ時間や身体を動かす回数、関節可動域の最大角度目標を、都度設定できる仕様にしました。

**〈モフトレ Home の主な機能・特徴〉**

モフトレ Home の主要な機能・特徴は4つ。

① 疾患別、動かす部位別、姿勢別、目的・効果別でリハビリを選択可能

訪問先の患者（利用者）様の①疾患の種類や、②動かしたい部位（上半身、下半身、手指、足指、嚥下、呼吸など）、③リハビリできる姿勢（臥位、座位、立位など）、並びに、④何の目的・効果（拘縮予防や転倒予防、歩行力向上、筋力増強、協調性向上、可動域確認など）を目指してリハビリしていくか、を選択すると、条件に合致したリハビリが自動表示されるカスタマイズ思想で設計されています。その中から今日実施したいリハビリを1つあるいは複数選択することができます。

リハビリについては、やり方、注意事項が表示され、動画で動きを確認することができます。動きを理解したら患者（利用者）様に実施してもらいます。もちろん毎回の訪問の度にリハビリ内容を変更する必要はないので、前回のリハビリセットをボタンひとつで簡単に繰り返すことも可能です。患者（利

用者）様の疾患に合わせて、目的に合わせて、その他いろんな条件に合わせてリハビリを選べ、動画で理解できるという仕組みは、スタッフさんにとっても患者（利用者）様にとって安心ではないかと思っています。介護現場は色んな事が起きます。安心・安全であること、は常に最重要ですね。

**②　個々の患者（利用者）様に合わせたリハビリ種類、時間、回数、可動域角度を設定可能**

訪問先では、患者（利用者）様はお一人です。デイサービス（通所介護）やデイケア（通所リハ）、老人ホームのように複数ではありません。このアプリはお一人お一人に合わせて、リハビリを選ぶのみならず、今日の体調や気分によって実施時間や回数、目指す負荷レベル（可動域）を変えるなどのカスタマイズも可能です。もちろん〝①〟同様に、前回の条件（時間、回数、目指す可動域角度）をそのまま繰り返すことも可能です。カスタマイズされていることを伝えられると高齢者、患者（利用者）様も喜んでくれますし、無理をしない、ことは原則ながらも、挑戦心をくすぐりながら、達成感を感じてもらえるような設定ができるのが良いかと思っています。何歳になっても〝今〟が一番若いので（歳は残念ながら減らないですね…）高齢者であってもちょっとでも前向きになってもらうこと、は重要ですね。

**③　患者（利用者）様とスタッフを登録すると〝今日〟訪問する先が自動で表示**

介護現場ではいろんなイレギュラーが発生します。もちろん訪問する曜日が変更することもありえます。ただ、一般的にはひとりの患者（利用者）様に特定のスタッフが担当するようです（このような担当制を採用していない訪問看護ステーションもあります）。本アプリでは患者（利用者）様の訪問曜日と担当スタッフを紐づけ登録します。すると、今日が例えば〝月曜日〟として、本アプリ上のスタッフ一覧で〝自分〟を選択しますと、〝自分〟が〝月曜日〟に訪問する患者（利用者）様全員が自動でアプリに表示されます。そこから各患者（利用者）様が前回どのリハビリをしたか、何回動かせたか、何分実施したか、などの情報が表示されますので、それをもとにどのリハビリをどの程度、今日の〝月曜日〟に実施するかを思考、決定することができます。スタッフ1人で数十名の患者（利用者）様を担当するので、今日の訪問先が自動で表示されるのも便利な機能の一つです。1日に何件も訪問する多忙なスタッフさん。とにかく簡単操作、効率的であること、が重要ですね。

④　遊びゴコロ

リハビリが終わるたびに、ねこやいぬ、ねずみなどのかわいい?動物キャラクターが登場して、ねぎらいの言葉をかけてくれます。何匹か存在し、ランダムに登場します。今後も増えていく予定です。ちょっとした癒し?遊びゴコロを実現し、高齢者とスタッフのコミュニケーションのネタにもなります、なるはずです、してもらえらたらありがたいと思っています！　介護・医療現場では結局、最後の最後まで〝ひととひと〟の思いやりの会話・ぬくもりを感じられるタッチ、が重要ですね。どうでしょう⁉

## 「モフトレ Home」iPhone アプリの画面例

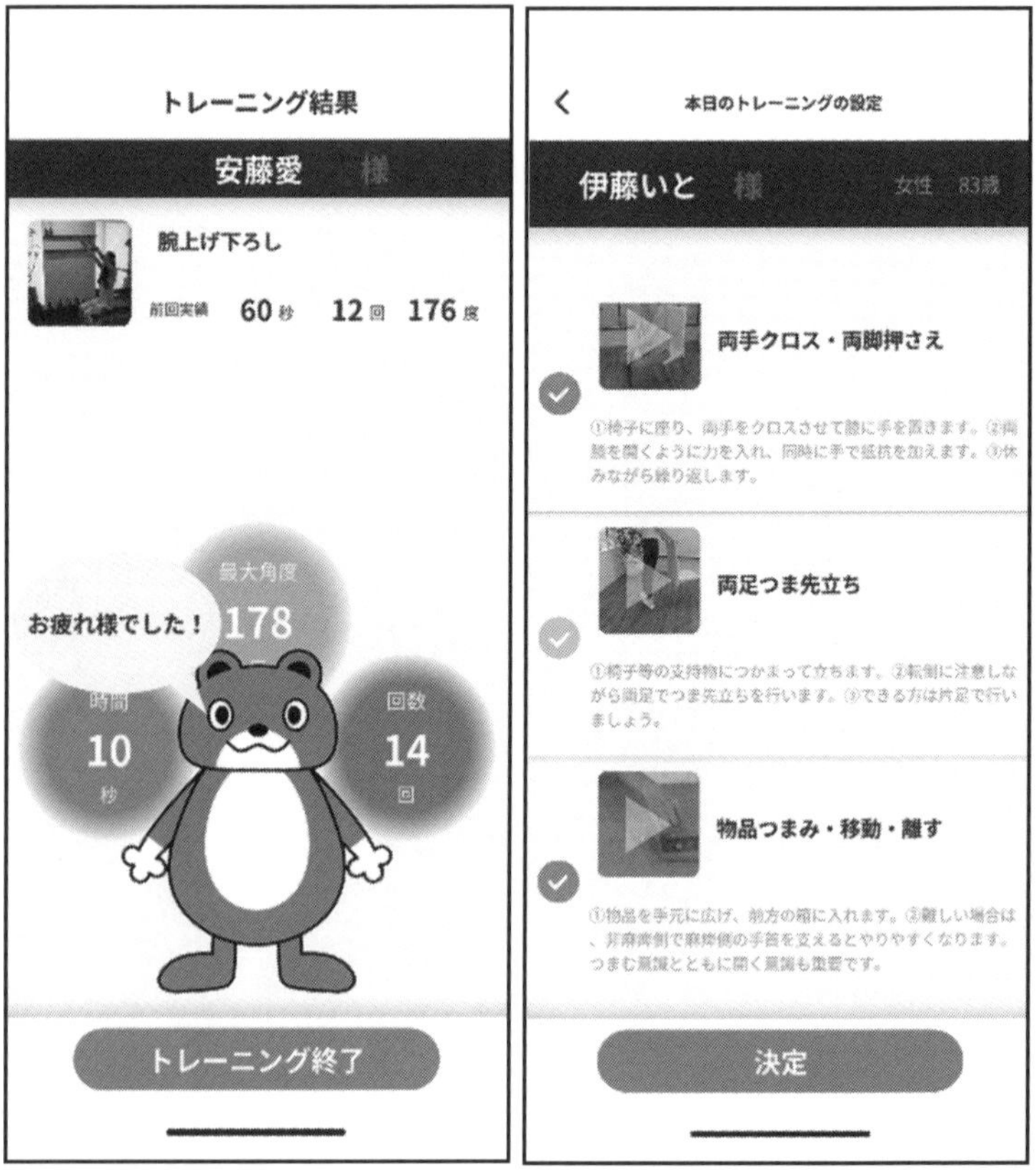
トレーニング結果
安藤愛
腕上げ下ろし
前回実績 60 秒 12 回 176 度
最大角度 178
お疲れ様でした！
時間 10 秒
回数 14 回
トレーニング終了
本日のトレーニングの設定
伊藤いと
女性 83歳
両手クロス・両脚押さえ
①椅子に座り、両手をクロスさせて膝に手を置きます。②両膝を開くように力を入れ、同時に手で抵抗を加えます。③休みながら繰り返します。
両足つま先立ち
①椅子等の支持物につかまって立ちます。②転倒に注意しながら両足でつま先立ちを行います。③できる方は片足で行いましょう。
物品つまみ・移動・離す
①物品を手元に広げ、前方の箱に入れます。②難しい場合は、非麻痺側で麻痺側の手首を支えるとやりやすくなります。つまむ動作とともに開く動作も重要です。
決定

地域でもご活用者様、ご家族のニーズ、訪問看護やデイサービスといった事業所のニーズ、そして先端技術を持つ企業の強み、この3つが組み合わさることでこれからも新しい在宅リハビリの可能性が広がってくると考えると、とてもワクワクしませんか？

モフトレ、モフトレHome に関するお問い合わせ
株式会社 Moff
URL：http://jp.moff.mobi/

# 第9章　情報共有の仕方

## 1　情報共有の仕方、情報共有の必要性

在宅医療では、ご活用者様に対して複数職種（医師、看護師、理学療法士などのリハビリスタッフ、ケアマネージャー、介護ヘルパー等）からチームが構成され、対応しています。体調や症状は日々、変化がみられることもあるため、各々の専門性からの評価を共有していることが必要不可欠であり、質の高い医療サービスを患者に提供するために重要となってきます。在宅医療の現場では病院とは異なり、所属や組織が違うため、一つの組織でチームを形成しているような病院とは顔を合わせる機会が少なくなります。そのため、情報共有質の高い一定のサービスを提供することと、サービス提供者が不安なくケアを行えるためには、スタッフ同士の情報共有をしっかり

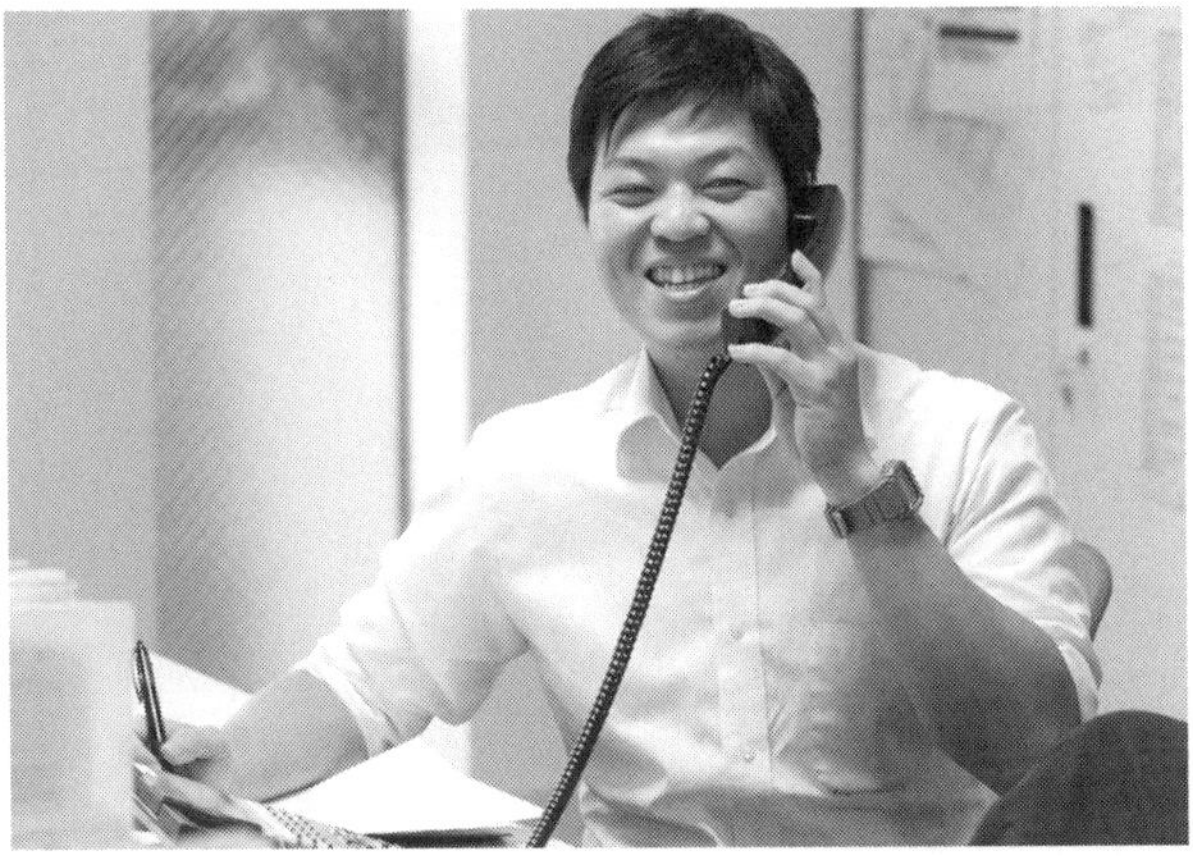

としていく必要があります。

## 2 情報共有の手段

情報共有の手段としては以下のものが挙げられます。

- 電話
- FAX
- 電子メール
- 連絡ノート
- ICT（Information Communication Tehcnology）
  情報通信技術
- 訪問（同行）
- 記録用紙

## 3　情報共有手段の実際

記録用紙の形式は各訪問看護ステーションによって独自の形態をとっています。紙ベースで複写式であった場合、訪問終了時に複写を渡すことがほとんどでしょう。また、自宅に連絡ノートがある際には訪問時の状況や変化の合った点などを記入して退出する事になります。状況の変化があった際には、主治医、ケアマネージャーをはじめとした関連機関へも連携を行う必要があります。こうしたリアルタイムで密な情報共有が、所属や組織が異なっていてもチームとして連携を可能とし、医療・医療の質を保ちながらサービスを提供できる事になるのです。

しかし、すぐに連絡が繋がるわけではなく、ケアマネージャーは、担当者宅への訪問があったり、様々な打ち合わせにより、不在にされていることもあります。月初などレセプトを行わなければならない時期は連絡が付きにくい事も注意です。

電話での連絡がつかないためＦＡＸにて情報を共有するなどの工夫が必要になってくるでしょう。

主治医への連絡に関しては、主治医の先生と常に連絡が取れればあまり不自由はありませんが、なかには非常勤の主治医もいるため、出勤する曜日を把握してから連絡する必要があるケースもあります。大規模な病院では特に、診察が連続している関係でなかなか電話を繋いで頂くことができない時も。病院では複数の部署を通されることがあるため、主治医までたどり着くまでに時間を要するため一苦労を覚えることもあるでしょう。

ICTの利用に関しては、様々な形態のものがあるため統一性がないことが現状での課題と考えます。また、利用している機関とそうでない機関があるため、それによりICTが使えないこともしばしば起きます。

連携ノートに関しては、誰がそのノートを閲覧するのかを考慮した上で、内容を書き込む必要があるので注意です。その理由として、医療者同士の連絡であれば専門用語を用いても通じますが、家族や医療職者以外には専門用語では伝わりにくくなります。そうすると連携が不十分となり、ご活用者様に不利益が生じてしまう結果となります。

## 4 訪問看護の導入までの情報共有について

依頼を受けた時には、情報収集がとても大切です。初期の情報収集の方法は退院前のカンファレンスやサービス担当者会議、退院サマリーからとなることが多いでしょう。

必要な情報例：当事者・家族の意向、病状、家族の介護状況、家族指導状況、受傷・発症してからの経過、保険情報、服薬状況、普段のバイタルサインの状況、排泄状況、基本動作能力、ADL状況など。

① 病院などの医療機関から退院され、利用開始になる場合

退院前に退院前カンファレンス等に参加し、ご活用者様の状態や主訴を把握し、退院後も必要な医療処置を共有します。また、退院後の生活を予想し、必要なサービスも共有します。

② 地域で生活しているご活用者様から依頼を受けた場合

サービス担当者会議を開始し、担当するケアマネージャーや他のサービス事業書、当事者、家族などで現状や問題点、改善策、今後の方針を共有します。そこで各々の専門性から意見を出すことで新たな方針や必要なサービスが抽出されることもあります。

## 5　報告書、計画書の作成による連携

訪問が開始され、訪問してからの経過を定期的に評価することが大切です。ご活用者様の観察した情報や特記事項を報告書としてまとめ、主治医や担当のケアマネージャーと共有します。その際

に大切なこととしては、看護師とリハビリスタッフが介入している場合は互いに連携して報告書を作成します。ケアマネージャーに報告する際は報告のみで終わるのではなく、ケアプランの必要性、訪問頻度や訪問時間の変更を感じた場合は提案することなども必要な共有事項となります。

## 6 入院時

入院先の病院へサマリーを送付します。サマリーでは在宅生活や訪問して関わった経過を報告する資料となり、入院先との情報を共有しています。

大規模病院になると、地域連携室を経由して病棟に届く関係などで迅速にサマリーをお届けすることが難しい現状があるので、逆算して送付するなどの注意が必要です。

## 7 退院後の共有

ちなみにLE訪問看護リハビリステーションでは退院後の様子を写真付きで、入院先の病院にお知らせする取り組みもしています。ただし、写真を恥ずかしがるご活用者様もいるためその際は写真を割愛します。

## 栄養士からみた在宅リハビリ⑥

### ◎リハビリとNSTについて

NST（栄養サポートチーム）という言葉はご存知でしょうか。

多職種によるチーム医療の一環で、栄養状態の評価や、適切な栄養療法の選択、趣味嗜好に合わせた食事の提供、誤嚥予防などその活動内容は多岐に渡ります。

NSTを構成するメンバーのうち医師、看護師、薬剤師、管理栄養士のいずれか1名は専従であることが求められています。専従スタッフが必要であり、そのスタッフはNST業務のみを行います。

NSTという名称からリハ職のイメージがわきにくいかも知れませんが、リハ職も重要な役割を持ちます。特に関係がある職種はST（言語聴覚士）です。嚥下リハや口腔ケア、食事姿勢の検討など、リハ職の力が必要な機会が多くあります。

リハ職であっても積極的なNSTへの参加が求められます。

特に低栄養患者様への介入については適切な栄養療法の実施という点でリハ職の協力が必要です。嚥下状態の評価から適切な食形態を選択し、食事摂取量を保ちます。実際に食事をしている様子の評価も必要です。食事の姿勢や食器、食具の評価をし介入していくことで誤嚥を防いだり、自身で扱える食具を提供することで食事の自立を促すことができます。

食事の自立を促すために、食具を変える場合は、同時に食形態を変更する必要が出てくるかもしれません。

食具を握りやすくするためにグリップのついたスプーンやフォークがあります。ですがこれらを使って食べる方はグリップを握りしめて食事を摂る場合があります。そのような方に、通常の食事を提供してもうまく口に運べずに食事量の低下が起こる恐れがあります。そのようなときは管理栄養士と連携し食形態の変更を行なう必要があります。フォークを使えるのであれば、刺せばそのまま口に運べる大きさ、例えば一口大にして提供する必要があるかもしれません。使える食具やそれにあわせた食形態などそれぞれ個別に対応していく必要があります。

NSTのように多職種で連携して介入するチーム医療での活動によって、質の高い栄養療法が可能になり、栄養障害の早期発見や罹患率、死亡率の減少に繋がるという報告もありますので、機会があればNSTへ参加してみてください。

# 第10章

# 実際の症例から学ぼう

最終の本章では、実際に私たちが経験した症例を2つほどご紹介したいと思います。

現実というものは、知識や理論、あるいは予想で頭の中にこしらえている世界よりも、はるかに多くの、そして時に大きな問題が存在します。ゆえに、実際の症例をそのまま仔細にご紹介することは大きな意義があるのではないかと思います。

生身の人間ならではの、さまざまな情報をここには記しています。

ここにご紹介する事例から、みなさんそれぞれにそれぞれのものを学び取っていただき、そして考えるきっかけになれば、これに勝る喜びはありません。

# 症例1 様々な楽しみを盛り込む事で目標が達成できた例

## 1 ご活用者様紹介

### (1) パーソナリティ

・氏名：M・K様
・年齢：89歳
・性格：プライド高い！ そして頑固……でもお茶目な一面も
・学歴：慶應義塾大学幼稚舎から大学まで
・職歴：バリバリのビジネスマン（3回転職）
・好きな食べ物：こってり系ラーメン（自宅から歩いて行ける距離に好きなラーメン店がある）、甘いもの

### (2) メディカル

・疾患名：急性B型大動脈解離（保存）、発作性心房細動、アルツハイマー型認知症
・既往歴：陳旧性心筋梗塞、前立腺肥大症

・内服薬：イクセロンパッチ18㎎、ビソノテープ4㎎、シベンゾリンコハク酸塩錠50㎎、リクシアナ錠30㎎、アトルバスタチン錠5㎎、ユリーフＯＤ錠、酸化マグネシウム錠２５０㎎

## 2 初回訪問までの経過

２０１７年7月13日：急性B型大動脈解離にてＡＤ
２０１７年8月3日：リハ目的で転院
２０１７年9月10日：ＥＮＴ
２０１７年9月29日：初回訪問

※リハ目的で転院はしているものの、本人の拒否等により3～4回／w程度のリハしか受けておらず約1ヶ月でＥＮＴとなる。そのため、十分な身体機能及びＡＤＬは獲得できておらず、訪問リハ開始の運びとなる。

## 3 ご活用者様及びご家族様 HOPE

・ご本人様：う～ん……別にない、でもつまらない

・ご家族様
　奥様：とにかく少しでも動けるようになって欲しい
　長女様：生活が楽しいものになって欲しい

## 4　PT初回評価（2017年9月20日）

・運動耐用能：自宅廊下（片道5ｍ）をFree Hand Walk3往復にて所要時間2ｍ14ｓ、Borg Scale 13、Ｐ84回／ｍ、呼吸数18回／ｍ、3分休憩後のＰ76回／ｍ、呼吸数14回／ｍ
・Gait：小刻み、すり足、Trunk rotation 出ない
・ＭＭＴ：両側Ｕ／Ｅ3（＋）～4、Ｌ／Ｅ3（＋）～4　Trunk 3
・Balance：片脚立位（開眼）両側共に1ｓ、ロンベルグ陰性、TUG 15・2ｓ
・ＭＭＳＥ：13点／30点
・ＡＤＬ（ＢＩ）：50点／100点

## 5　問題点

### (1)　メディカル

・運動耐用能の低下
・Gait 不良及びバランス能力低下による易転倒性
・バイタルサイン（特に血圧）の注意

### (2)　パーソナル

・納得のいかない事に関しては拒否が強い！
・自宅内ではほとんど動く事が無く、テレビっ子状態
・運動する事はあまり好きではない

## 6　リハ介入とHOPE達成のための切り口

① ご本人様、こよなくラーメンを愛している！
② もとはバリバリのビジネスマン（営業）であった！
③ 若い時から三度の飯より甘いもの！という程の甘党！

④ 何気に若い女子が好き……みたいです！
⑤ 納得のいく事であれば、積極的に動いて頂ける！

## 7 GOAL

### (1) 大枠のＧＯＡＬ

・とにかく日常生活において、介護負担を減らしたい！
・余生を楽しんで送って頂きたい＆楽しみを作りたい！

### (2) 具体的なＧＯＡＬ

・懇意にしているラーメン店（片道７００ｍ）があるため、そこへラーメンを歩いて食べに行く！
・甘いものが好きなため、近くにあるコンビニエンスストア（片道２００ｍ）まで歩いて買い物へ行く！
・最終的には最寄り駅まで往復できるようになり、買い物を楽しめるようになる！

## 8　リハ介入からの経過（２０１７年９月20日～２０１９年３月９日）

### (1)　２０１７年９月20日～２０１７年12月31日

・屋内にて、身体機能向上をメインとしたリハ介入
・納得してリハをして頂くために、近くにあるコンビニエンスストアでの買い物を提案。
↓ご本人様、お菓子を買いに行きたい事から、リハをして下さる。
・徐々に小刻み歩行が改善（日差あり）し、自宅内の移動が出来るようになってきたとご家族様から報告あり。
・12月末には歩行器をレンタルし、次月より屋外歩行練習を開始予定とする。

### (2)　２０１８年１月１日～２０１８年３月31日

・歩行器を使用して、屋外歩行練習開始
・玄関の上がり框が13cm程度あり、靴を履く事に難渋する。
↓そのため、壁に手すりと段差解消の為の台を設置する。
↓それらと靴べらを使用し、靴を履く事が出来るようになる。
・屋外歩行は1月の時点では片道10m程度で疲労等が出現するも、バイタルサイン問題なし。

住まわれている周辺環境として、非常に坂道が多い場所である。これによりリスク管理をしながらではあるが、有酸素運動やGaitExが同時に実施できていた。
・徐々に歩行距離が延びてきて、3月が終わる頃には200m先のコンビニエンスストアを往復出来るようになる（買い物まで出来る体力は無い）。

### (3) 2018年4月1日～2018年7月31日

・4月が終わる頃に初めてコンビニエンスストアにて買い物ができるようになる。
・買い物中、成人雑誌を手に取り熟読（立ち読み）するが、その姿勢が体幹筋群を賦活する姿勢であり、楽しみながらエクササイズができるようになる。これにより静的立位姿勢のバランス不良が改善していき、転倒リスクが更に減少できた。
・7月には懇意にしているラーメン店へ往復して行けるようになる。

### (4) 2018年8月1日～現在

・熱中症対策のため、8月～9月までは屋外歩行練習は休止。
・運動耐用能の低下を予防するため」、階段昇降練習を追加。
↓ご自宅内にエレベーターが設置されているため、今までは使用していなかった。

・現在まで、最寄り駅までの往復（片道２㎞近く）は達成できていない。

## 9　まとめ

訪問開始時は運動の拒否等もあったが、ご本人様が望む事とリハスタッフがしたい事をどのように擦り合わせていけるかが鍵であった。そのために、まずご本人様やご家族様からの情報収集を徹底的に実施した。それにより、お互いがWIN—WINになれる関係性を築く事ができ、リハに対しての拒否も無くなった。在宅で重要な事は、医療従事者特有の押し付け感を出さずに、いかに上手くそのような関係になれるのかであると考える。

# 症例2 最期に寄り添うリハ ～地域PTとしてどのように関わるか

担当させていただいたご活用者様（LEではサービスをご利用いただいている対象者を「ご活用者様」と表現）の人生の最期に寄り添う機会を得た（２０１２年７月～２０１７年11月）。訪問系のサービスで「最期に寄り添う」と聞くと、がん末期をイメージすることが多いかもしれないが、本症例はいわゆる「老衰」で最期を迎えた方である。介入当初は一般的な「身体機能・動作能力向上、ＡＤＬ向上」が目的であったが、年齢を重ねるごとに目標が変化し、それに伴い関わり方も変化した症例である。本症例に対してどのように関わったのか、時系列でご紹介させていただく。

## 1 症例紹介（申し込み当初2012年7月時点）

88歳男性　１６５cm　45kg　要介護２　おだやかな性格
診断名：完全房室ブロック（２０１０年ＰＭＩ）、高血圧、高脂血症、腰痛
主治医：Ａ総合病院（自宅から1.5kmタクシーで約10分）
内服状況：ミカルディス（40）１Ｔ／１×朝、アムロジピン（５）１Ｔ／１×朝、アローゼ

ン0.5g／1×夕

職歴：もともと自営で八百屋を経営

家族構成：娘様と二人暮らし

奥様と息子様は、娘様宅から徒歩15分の場所にある持ちビルで生活。奥様は要支援認定されており、息子様は20代のころ交通事故で脳挫傷、軽度の高次脳機能障害あり（詳細は不明だが母親の簡単な介護は可能とのこと）。

主介護者：娘（平日の日中は仕事のため家にいない。土日は在宅。）

家屋環境：集合住宅5階、賃貸

主訴：腰が痛い

本人の希望：特になし

家族の希望：一日中寝ているので心配。階段の上り下りができるようになってほしい。

## 2　サービス導入の経緯

2011年までは奥様・息子様と同居していた。脱水になったことがきっかけで、生活における様々な場面で自己管理が困難となった。特に食事・水分管理が困難で、奥様・息子様と同居生活をすることは困難と判断。娘様と同居することになり、食事や水分は娘様が管理することとなったものの、階段の上り下りが困難であるため引きこもりに近い生活となる。また、難聴のため娘様不在の平日日中はテレビを見ることもなく、ほとんど寝て過ごすようになってしまう。担当CMより通所サービスを紹介されるが、もともとの性格と難聴のためサービス利用は困難と判断。訪問でのリハビリを導入することとなる。

## 3 初回訪問時の身体・生活状況

### (1) 心身の状況やADL

・コミュニケーション・・・難聴あるものの、やりとりは何とか可能。こちらからの問いかけには優しく返答してくれる。拒否はない。
・認知面・・・検査を実施したわけではないが、軽度の認知症疑い。
・関節可動域・・・脊柱の可動性低下、胸郭硬い
・排泄・・・自立
・入浴・・・見守り介助
・移動・・・自宅内自立、屋外は付き添い介助（通院はタクシー）
・階段・・・娘様介助にて何とか可能であるが、かなり時間がかかる。

・寝具・・・布団、立ち座りは可能
・生活リズム・・・娘様が不在となる平日の日中は、食事とトイレ以外はほとんど横になっている。
・介護サービス・・・お昼のみ配食サービス
バイタルサインは異常なく、全身状態は概ね安定。腰痛訴えるが床からの立ち上がりは安定しており、歩行時にふらつくこともない。脊柱が全体的に硬く、他動的に動かす際に息をこらえて体を固定してしまう。加えて呼吸も浅い。

**(2) 目標**

①　日中の臥床時間を減らす
②　階段昇降の介助量軽減

**(3) 課題**

①　腰痛
②　脊柱が硬く呼吸が浅い
③　平日の日中誰かと話をする機会がない

### (4) リハ内容

・バイタルチェック
・腰痛に対してコルセット着用を奨励
・脊柱の硬さに対して娘様とできる簡単な自主トレを提案
・訪問中はバランス練習を多めに実施
・訪問時間はできるだけ会話し、本人の発話を引き出すように工夫

前記内容を毎週1回実施。

## 4 経過

### ○ 2012年9月

他動的に動かされる際の息こらえ・防御性の収縮が軽減し、呼吸の浅さが徐々に改善。脊柱の自動運動可能性も少し改善しており、腰痛の訴えが少なくなる。「昔民謡をやっていた」と本人から話を聴き、今でも歌は好きだとのこと。プログラムに歌を追加（立位で5分弱）。

### ○ 2012年10月

訪問中よくお話をするようになる。屋外歩行練習開始。階段を下りて10分程度歩くが、息切れ認めず、疲労の訴えもない。階段を上る際は3階部分あたりから息切れ出現。

○　２０１２年12月

階段昇降がスムーズになり、息切れも少なくなってくる。娘様より「通院の際の階段昇降が楽になった」と発言あり。

○　２０１３年３月

娘様と二人で通院した帰りに、病院から自宅までゆっくり休憩をとりながら1時間くらいかけて徒歩で帰宅したとのこと。そのことに対して本人も「歩いて帰ってきたんだよ」と明るい表情で発言。

※目標②達成

○　２０１３年８月

89歳を迎える。この頃から、昔の話をよくしてくれるようになる。自分の生い立ちや仕事、戦争のことなどをお話される。同じ話をまた別の日にすることはあるが、会話の内容は幅が広く、話題も豊富。また、日中テレビを観ることが少し増えたとのこと。腰痛はほとんど訴えなくなる。

※課題①②解決

○　２０１３年10月

娘様定年退職。

※課題③解決

○ **2014年3月**

持ちビルの1階に引越し（前述の通り、3階に奥様・息子様居住）。環境変化に適応。新居の家屋情報は図1を参照。日中娘様がご在宅されているためか、日中の臥床時間が少なくなる。要介護2から要介護1に変更。

※目標①達成

※しばらくは状態が変わらず。訪問では体調確認や屋外歩行、介護予防を目的とした体操を実施。体操は体幹・四肢に加え、嚥下体操も実施。

**〈目標再設定〉**

① 季節の変化に負けず、体調を維持する。

② 定期的に外出し、活動量を維持する。

**〈リハ内容〉**

・バイタルチェック

・食事や排泄状況確認と対応

・体重測定（週1回）

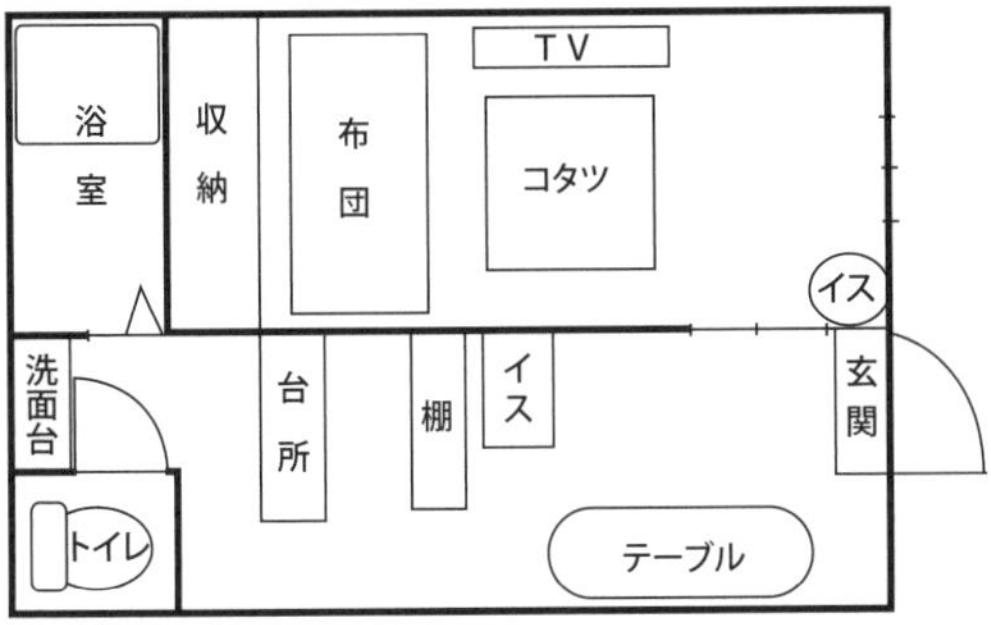


**図1**

・娘様とできる簡単な体操の確認
・腹臥位含めた体幹機能練習
・立位バランス練習
・屋外歩行練習

**○2014年7月**
90歳を迎える。6月中旬より脱水・熱中症対策を指導。暑さに負けることなく、元気に経過。

**○2015年1月**
日中テレビを観る機会が更に増え、時事的な話をすることが増える。通院はタクシーではなく、娘様と歩いていくことのほうが多くなる。

**○2015年7月**
91歳を迎える。状態は安定しており、とても元気。

**○2016年2月**
娘様より「ここのところトイレの床がお小水でぬれている事が多い」と相談あり。立ったまま排尿するため、今後は座って排尿するよう指導。

**○2016年3月**

右手関節周囲に原因不明の腫脹・炎症あり、布団での起居動作困難となる。夜間（就寝後）トイレに行けずに失禁してしまうため、リハビリパンツ対応となる。加えて、床から立ち上がれるようにするために福祉用具「バディーII床用」を導入。夜間立ち上がれないこともあるが、立ち上がれることの割合が多くなる。このころから認知症状が少し悪化し、体調によって軽度のせん妄が出現し始める。

**○2016年4月**

認知症悪化予防、全身状態維持のため、訪問頻度を週1回から2回へ増回。その他のサービスは変更なし。

夜間トイレに行きたくても立ち上がれない割合が増え、立ち上がれないときは大声で娘様を呼ぶようになってしまう。そのため娘様の不眠状態が続くようになり、介護負担が増大。要介護1から要介護2へ変更となる。

何かあったときのためにショートステイ契約。ケアプラン追加となり、適宜利用できるようにする。

**○2016年5月**

昼夜逆転傾向となり、日中テレビを観る頻度がかなり少なくなる。この頃から日中の尿失禁頻度が増える。右手関節周囲の炎症は消失。訪問時は比較的覚醒しており、屋外歩行も実施可能ではあるが、歩行距離は徐々に短くなる。このころから娘様に訪問診療を提案する。

**○2016年6月**

せん妄の頻度が少なくなり、昼夜逆転が軽減。屋外歩行スピードはどんどん遅くなり、通院の際はタクシーを利用しないと病院まで行くことができない。

**○2016年7月**

92歳を迎える。食事摂取量が少しずつ減り始める。娘様より「私と一緒に外を歩くことは、そろそろ限界かも知れない」と訴えあり。再度訪問診療を提案。ひょんな拍子で娘様と「人生の最期をどのようにして迎えるか」という話をする。娘様としては「いずれ来るであろうその時」を受け入れている様子。既に葬儀会社も生前契約しているとのこと。

**○2016年9月**

入浴介助量が増える。特に浴槽のまたぎ動作における介助量が増大。脊柱の可動性低下し、立位バランス能力が低下。

**○2016年11月**

約半年で体重４kg減少。日中ぼーっとしている、もしくは寝ていることが増える。

**○2017年1月**

主治医変更となり、訪問診療導入となる。リハビリの訪問以外で外出する機会がなくなる。

**○2017年3月**

便失禁するようになる。日によって訪問時の体操を拒否するようになる。

〈リハ内容変更〉

**◎週前半の訪問時**

・バイタルチェック

・食事や排泄状況確認と対応　・体重測定

・座位で簡単な体操　・立位で簡単なバランス練習

・屋外歩行練習　・ADL練習（必要に応じて）

**◎週前半の訪問時**

・バイタルチェック

・食事や排泄状況確認と対応

・座位で簡単な体操

・屋外歩行練習

**○2017年7月**

93歳を迎える。血圧が低値を示す頻度が多くなり、アムロジピン中止。抗重力伸展筋活動弱くなり、立位姿勢における屈曲傾向が増大。夏場ということもあり、屋外歩行はいったん中止とする。

**〇２０１７年８月**

自宅内歩行は伝い歩きでないと困難となる。

**〇２０１７年９月**

気分転換もかねて、久しぶりに屋外歩行実施。片手引き介助で実施するも介助量多い。歩行中本人の表情は良く、笑顔多くみられる。食事摂取量は更に減少。

**〇２０１７年10月**

自力での立ち上がり困難。入浴も娘様介助では困難となり、シャワー浴のみとなる。

**〇２０１７年10月17日**

担当者会議開催。

**◎検討内容と解決策**

・入浴をどうするか。

↓入浴は週2回とし、1回は自宅でシャワー浴（娘様介助）、もう1回は通所を利用する（11月開始予定）。

・布団からの立ち上がりについて、近い将来娘様介助でもできなくなる可能性が高い。

↓特殊寝台の導入を検討するも、デメリットとして寝台を寝室に置くと、クローゼットが開けられなくなってしまう

・急変時の対応
↓延命は希望せず。何かあったら主治医に連絡し、往診対応。

○2017年10月23日

比較的動作良好。覚醒も良好で、声かけに対する反応も良い。娘様より「一昨日はしっかりしていたが、昨日は一日中寝ていた」とのこと。

○2017年11月6日

朝から起床困難。自力での経口摂取困難。

・バイタルサイン　体温：36・8℃、脈拍75回／分、呼吸17回／分、血圧132／68 mmHg、
$SpO_2$ 97％

呼びかけに反応するが、他動的に動かされることに対して拒否的。野菜ジュースを介助にて摂取。体動介助、オムツ交換実施した後に主治医・CMへ状況報告。娘様と今後について相談し、このまま様子を見ることとなる。

○2017年11月10日

娘様より連絡あり「昨日亡くなりました」とのこと。ここ数日調子がよく、昨日昼に椅子に座ったまま眠りにつき、そのまま息を引き取ったとのこと。往診にて死亡診断。葬儀会社がエンゼルケア実施し、ご遺体は葬祭場へ。夕刻お別れのあいさつに伺う。

後日改めてご自宅へ弔問に伺い、故人を偲んだ。また、葬式の際に上映した生前の生い立ちから最期までを写真でまとめたムービーをみせていただいた。ご本人様と私二人で撮影した写真が2枚も採用されており、改めて本人・娘様の感謝の気持ちを感じることができた。

## 5 まとめ

本症例では常に「自立支援」を意識し、その上で在宅生活を守ることに力を注いだ。2017年10月の体調不良以降は娘様への指導や助言に重きをおき、少しでも本人が快適に過ごせるような環境づくりを意識した。幸いにも、ご本人には痛みや苦しさがあったわけではなく、比較的最期まで経口摂取できていたため、実質寝たきりとなっていた時間はほとんどない。そのため、娘様の介護負担は娘様の許容範囲内で推移した。

理学療法士として介入する以上、最低限機能向上・能力改善・QOL向上を目指すことは必要であるが、それだけでは在宅生活を支えることができない。体調管理やリハビリのこと以外でも指導・提案できる能力が必要であると感じた症例であった。

コラム

栄養士からみた在宅リハビリ⑦

## ◎在宅リハビリテーションの栄養について

在宅に訪問するリハは在宅療養生活を支えるサービスです。対象者の生活の場で、生活機能の維持、向上を目的とし、住み慣れた場所で充実した生活を送り、その人らしく暮らしていけるように支援します。在宅の場では、多職種と連携し、様々な視点から介入していく必要があります。病院に入院時と異なり、在宅の場では適切な栄養管理がなされていない場合があります。病院にいれば、毎食必要な栄養量が確保された食事が提供されていますが、在宅にいる多くの方は自分で食事を用意し、それを食べています。本人的にはしっかり食べられていると発言していても、実態はそうではない場合が多々あります。

訪問リハ介入時は普段の食事内容を意識する必要があります。バイタル測定時に普段の食事内容を聞き取ったり、室内においてある食材を見つけたら食べ方を聞いたりと雑談のような形で普段の食事内容を簡単に把握します。食事内容に不安を感じたらＭＮＡ®を用いて栄養状態を評価します。合計点数で評価するものですが、食事回数やたんぱく質摂取、水分などの点数が低かった場合はその部分に注意が必要です。

例えば「毎日きちんと食べているから食事は大丈夫」と発言された方がいたとします。ですがよくよく話を聞いて見ると食べているものが白いご飯と漬物と味噌汁だった。ということがあります。在宅で介入する際に食事内容を聞き取る際には「おかずを食べているか」「食事は何回食べているか」を聞く事で、簡単ですが食事の質や食事量を把握することができます。時間がとれるようであれば先ほどお伝えしたMNA®を用いてアセスメントすると良いと思います。

連携のとれる管理栄養士や栄養士が近くにいる場合は、相談してみるのも良いでしょう。アセスメント結果を共有したり、訪問の依頼をしたりと多職種で連携を取り、栄養状態の改善に取り組み、リハの効果がより発揮されるように在宅で活動します。

栄養補給を行う際には市販されている商品を活用する方法もあります。栄養補助食品として薬局やスーパー、コンビニで買えるメイバランスのような飲料型で必要な栄養が入ったものがあります。クリニコさんのように自宅に栄養補助食品を宅配してくれるサービスもあります。このような商品の情報をある程度知っていると様々なタイミングで役に立ちます。ですが、金銭的に余裕がなければ購入することができません。その場合は別の食品で栄養補給する必要があります。

コラム

在宅の栄養管理は病院のような管理は難しく、在宅で療養生活を送っている方の生活の場は自宅です。自宅で生活している方に大きく食事内容を変更するような指導はあまり聞いていただけません。みなさん「自分の家で暮らしている」という意識があります。食事内容の変更が必要な方でもその方が実践できる範囲で無理なく毎日続けられるような個人に合わせた対応が重要です。その際地域にいる訪問管理栄養士や訪問看護と上手に連携し、栄養状態の改善を多職種で取り組んでいくことが必要です。

トピック

# 新型コロナウィルス流行中での訪問看護・リハビリの記録

この原稿を作成しているのは２０２０年5月。まだまだ全世界で新型コロナウィルスが流行している真っ最中です。

この人類史に残るであろう脅威のウィルス感染の中で私たちの働き方にも大きな変化が生じています。そして検査で陽性となった患者様の治療にて病院の一般病棟が感染病棟に変更され始め、外来の制限や新規の入院を最小限にするという病院が増えてきた中で、変わらず在宅医療を必要とされている地域の方々のために、病院の機能がきちんと維持できるように、そして地域医療が崩壊しないように地域専門職が活動をしていく様子をまとめてみようと思います。

地域でリスクと闘いながら、一人でも多くの方の在宅生活を守らんがため、必死で活動をしてくれている素晴らしいＬＥスタッフの臨場感が伝わればと思います。

**○２０２０年2月**

日本でも感染者が確認され始めたのは1月後半。2月になり、あのテレビで繰り返し流れた豪華客船での戦いも始まったころ。

巷では医療物品の消費増大と買い込みにより、医療機関だけでなく介護施設も含め、マスクや消毒液が手に入りづらくなってくる。

会社では代表がいち早く情報を取得し、社内のマスク着用義務化の指示が出る。徐々に病院内でコロナの陽性者が出てきたとの情報が入ってくる。またご活用者様自体もそういった病院に通院していることもあり、最新の情報収集に現場が慌ただしくなってくる。

ＬＥスタッフでは陽性者は出ておらず、まずは標準感染予防策の強化を続ける。ＬＥ主催の外部勉強会もすべて感染リスクを考え、中止、延期にする。

学校から実習生を受け入れているものの、学校側と協議し、この時期のものは延期にしていく。現場では保健所と連携しながらスタッフがクラスターにならないように細心の注意を払いながら、訪問している。区で開催している各種連携会も徐々に中止、延期が増えてくる。ケアマネージャーの方々が主催する集まりや健康教室も軒並み中止となる。

地域では前記のように行政が主催する地域の連携会からケアマネージャーの方が中心になって開催する連携会など地域の情報交換を目的とした集まりが多く存在する。ここで信頼関係を構築できれば新規の依頼も頂きやすくなる。この点は病院と大きく異なる点かもしれない。病院と違い、待っていれば患者さんが来てくれるというものではない。自分たちで行動した量がその後の新規依頼につながるのだ。

こういった連携会はもちろん全て参加は任意。しかしコロナにより人が集まることで感染拡大が危惧され、開催が見送られるようになり始めた。私たちＬＥの場合はこの日に至るまで常に「日々の連携を丁寧に行おう」という社風を持っている。直接の顔合わせはできなくなっても、今まで培った信頼関係があることが後々非常に強かった。

他社訪問看護ステーションや他社デイサービスにて陽性者が出たという情報も入り始める。デイに行くことによる感染リスクを考え、通所キャンセルをするご活用者様も出てきた。こういった場合、2人暮らし、単身高齢者のご家庭では他者との関わりの頻度が減ることに加え、活動量が低下し、廃用性症候群の進行、認知機能の低下、全身状態の悪化リスクが高くなる。あるレポートでは他者とのコミュニケーション、運動、社会参加が減ったり、孤食が増えると、ある人に比べ将来的に認知症発生リスクは2倍・うつ病の発症は1.4倍・転倒リスクは1.2倍になるという（2020年4月発行JAGES研究レビュー：新型コロナウイルス感染症流行下での高齢者の生活への示唆より）。

私たちが訪問することで前記リスクの対処をしていこうと、リハビリスタッフへ共通認識を伝えていく。

訪問看護ステーションではステーションで陽性者、ないし濃厚接触者が発生した場合、保健所の指示のもと（これは病院でも同じだが）一定期間の休業が必要になることがある。LEのように多くのご活用者様を看させていただく場合、より多くのヘルプが必要になるため、注意が必要だ。

もしも熱のあるご活用者様が出た場合（ここが難しいところで、コロナ感染ではなく咽頭炎や尿路感染などの熱発もあるので、発熱しているから訪問中止という判断はできない）、訪問前にご家族様やご本人様と電話で密に様子を聞いて、訪問するか、速やかな医療機関の受診を勧めるかを多職種で相談しながら進めていく。

（ね！やっぱりリハビリでも看護師視点のフィジカルアセスメント能力が必要！）

もしも判断に迷うような訪問が発生したら、可能性の高低に関わらず、スタッフの健康報告を最低でも2週間継続実施することにする。

毎朝、スタッフからの体温と健康状態良好ですという報告に安堵する。

ここでしっかり把握しなくてはならないことは、人との接触を控えようといわれている中、どうやって向き合って医療を展開していくのかという点だ。この頃、巷では様々な噂が飛び交った。チェーンメールのような情報も流れた。しかし専門職として出所も分からないような噂に左右されてはいけない。それぞれが文献や研究レポートを通して常に更新される新しい知識をインプットして冷静に動くことが必要なのだ。

この点に関して訪問時に徹底すること。まずは標準感染対策である。そして、そのウィルスがどのように感染していくのか。感染パターンやウィルスの特性を正しく理解することも防御になる。コロナウィルスは飛沫感染のリスクが高い。新型コロナウィルスに関してはマスクは外から侵入予防の効果は実は高くない。むしろ感染者が飛沫を外に出さないため「うつさない」ことの方に効果を発揮する。訪問する側はもちろん、何かしらの症状がある場合にはご活用者様にもマスクの着用をお願いさせていただく必要がある。飛沫を防ぐためには時にフェイスガードも用いなくてはいけない。

○3月

感染リスクに関して、当たり前ながら医療系はあらゆる職業の中で上位。リハビリ職は治療時の距離も近いことでリスクは高めという情報も。病院でスタッフが感染したというニュースになったときに医師、看護師に続いて多かったのがリハビリ職だったのもおそらくそのあたりの理由だろうと考える。訪問というスタイルである以上、感染予防の方法を知らなくては、私たちがウィルスの運搬役となってしまうのだ。

ずっと病院も懸命に戦っており、高いリスクの中にいる。こういう時だからこそ迅速な連携体制を取れるようにしたいと、MSWやケアマネージャーとどういった体制が訪問看護で必要かといった情報共有を行う。こちらから連絡しているものの、逆に学ばせていただく意見が多い。

訪問看護とリハビリでも人と接するのが不安という理由で当面キャンセルという方々が出てくる。傾向でいえば看護師の訪問よりリハビリの訪問の方がキャンセル率は高かった。運動メインの方にとっては体を診てもらいたい・運動したいより感染リスクの不安の方が勝るのだろう。看護師は褥瘡の処置、摘便、点滴などの命に直結する医療ケアを要するのでキャンセルには繋がりづらいという点が大きな違いだったのだろう。

キャンセルに関して有名人も亡くなられるニュースが流れているし、怖いのだから仕方ない。

ＬＥのスタッフたちは誰が促すでもなく、休み中のご活用者様に訪問できない分、電話で健康状態を問診してくれるようになってきた。更には電話越しに必要な自主トレの仕方を伝えたり、自主トレ表を作成して、訪問できなくとも、ご活用者様宅のポストに入れてくるというスタッフまで出てくる。もちろん無償で。

## ○3月下旬

東京オリンピックの延期が決定。

ロックダウンするか否かの状況。様々な憶測や噂も流れる。医療と介護を提供する会社として、万が一、ロックダウンが発生した際、交通機関が停止した時、訪問看護とリハビリをどう継続するかの話し合いを始めたのもこの頃。

あなたが訪問看護ステーションの経営者だったら、もしもロックダウンして交通機関も全て遮断されたとしたら、明日から全ご活用者様の訪問どうしますか？ これは非常に大きな経営判断を求められる事案なのだ。

## ○4月上旬

現場で動きやすくなるように、今まで適宜、流していた各種対応を早々にすべて一つにまとめて社内対応マニュアルを作成。アドバイスの資料をくださった、他事業所様にも感謝。これで現場の迷いが少しでも軽減できると嬉しい。

4月7日に緊急事態宣言が発動。このあたりから事業所の壁を越えて、様々な協力体制が活発になってくる。医療備品の購入を一部シェアできますと連絡が来ることも。

あとで指摘されてはじめて気づいたのだが、緊急事態になると会社の垣根を超えた情報機関や協力体制が生まれるのはこの医療という領域特有なものなのかもしれない。利益のみの追求であれば他の会社を助ける必要はない。しかし私たちは違う。

ご活用者様は、一時的にどこか一つでも医療介護サービスが活用できなくなれば深刻な影響を受けてしまう。だからこそ地域包括ケアシステムという概念のもと、助け合って地域医療が機能し続ける環境を作らないといけないという反射的な動きなのかもしれない。

ＬＥの備品の在庫も減ってきたところで、なんと代表がマスクと消毒液を頑張って確保。ありがたい……。

**○４月中旬**

新規感染者は爆発的に増加した。

医療物品も非常に手に入りづらくなっている。いつも注文している業者からも、注文してもいつ届けることができるかは分からないといわれる。注文受け付け自体を停止しますという会社も出てきた。

飛沫予防の保護ゴーグルも少なくなっていて、店舗によってはすぐに準備できないことも。そんな時に１００均の道具で臨時の代用品として使えるものがあると現場から情報共有。

これはダイソーのＤＩＹ用の保護メガネ（写真）。医療用の眼鏡となんと型がほぼ一緒！ネットでは同じ形のものが３個で３０００円で売っていた。

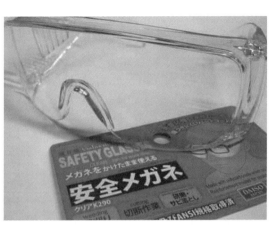

……すごい、日本の１００均。

この頃からクリアファイルで作ったフェイスガードやガウンの作成方法などＳＮＳで拡散され始める。

ある高校生たちは都内の往診クリニックへ３Ｄプリンターで作ったフェイスガードを届けたそうだ。

地域は医療機関に比べれば物資の面では正直脆弱だ。こういった代替品で対応することが正しいとは思わないが、一方でいざ窮地に陥れば、地域のクリエイティブさと底力を感じる。

このころから病院にかかれない方々の相談が増え始めてきた印象。

以下事例はほんの一例。

① 下肢骨折してまだ十分な片脚立位もできず、破行が残っていたが、ステロイドの長期内服があり、免疫力が低下しているため、早期の退院。本来であれば外来リハビリ希望だが自宅でのリハビリを望まれて開始。

② 脳外科の外来通院ができず、内服相談や体力低下の改善を目的の依頼。

③ 毎日点滴が必要となり、点滴の指示書の元で訪問開始。

……この方は後にかかりつけのクリニックが諸事情で急遽当面休診となり点滴の受け取りができず、3日目以降の確保が難しくなるというハプニングも。新しい主治医を探すも急すぎて難航。看護師たちと相談し合い、家族とケアマネの協力のもと、さまざまな対策を講じ、結果、今は元気に過ごされている。

小児のご活用者様では外で遊べる環境が激減。エネルギーも有り余ってきてリハビリで大はしゃぎ！なんてことも。

だいぶ慌ただしくなってくる。

**○4月後半**

後半になっても新規感染者は減らない。

ニュースでは日々新規陽性者が60〜200人出ていると報道。おそらく60人の時はたいてい週明けなので土日で検査ができなかっただけで、流行具合になにも変わりはないと考える。まだまだ油断は全くできない。

スタッフたちも緊張感があるのでできるだけ店舗を回るときは声をかけて話を聴いていくことを意識する。

それでもLEの管理栄養士が「臨床でも役に立つ免疫力アップの」というオンライン講義を開催すると多くのスタッフがPC越しで集まって自主的に学んでくれているので改めて意識の高さを感じる。

ある店舗から以下の情報共有が。

「現在病院は軒並み面会禁止になっていますが、今まで通り退院される方はいます。」

※ここで理解しないといけないこと。

面会禁止＝家族に十分な退院指導できない。連携事業所と退院カンファレンスの実施ができないということ。

↓退院後の転倒リスクや体調悪化リスク大！家族も不安！ということになっており、安心して退院後の生活を送れていない方がいるという状況。加えて、「このご時世だから新規依頼しにくい」と思っている方がいるようだ。そこで、以下のように行動してみた。

病院のソーシャルワーカーさんに電話で「ＬＥは今まで以上に退院支援に力を入れてます！」と伝える。

↓早速１件相談が来た。

ケアマネージャーの方々にも電話で「今まで通り退院支援してます！退院カンファはできなくても、事前に電話等で密に病院と連携を取りますので、安心して退院できます！」的な感じで伝える。

↓早速２件相談が来た。

基本今までとやることは何ら変わらないのだが、前記のように強調して話すことで、今まで以上に相手に伝わりやすいようだ。

暗いニュースばかりだが、今自分たちができることを考え抜き、全力で国を支えていきましょう！

## ○5月

当初予定されていた緊急事態宣言は5月6日だが、5月末日までの延長が発表される。LEでも今までの感染予防対策の徹底を継続して運用していくこととする。

リハビリ訪問の当面キャンセルのご活用者様は依然変わらず。せめてできるのは電話で様子を聞いて、症状の悪化がないことを確認するのみ。ささやかな事だがとても大切なことである。

4月入社のスタッフたちも本来であれば地域に自分たちの店舗や自身のアピールをしてどんどん信頼関係を上げていきたいところだが、感染予防のために最低限の活動しかできず。しかし、そんな中でも4月入社組は先輩スタッフの休みの代行や新規の看護、リハビリ依頼に対して積極的に手を上げて訪問してくれる。

素晴らしい。

このような状況だからこそ最低でも週1回は訪問して様子を伺わねばならないご活用者様もたくさんいる。ゴールデンウィークも必要以上の出勤はもちろん控えながら、みんなで協力して、行けるスタッフでうまくスケジューリングをして訪問体制を作る。リハビリであっても看護師的視点でアセスメントして介入。異常があればすぐに看護師、主治医と情報共有。

この頃届いた情報によると地域に住む80歳以上の高齢者の感染による死亡率は約15％とされ、ここに複数の既往疾患を持つ高齢者、長期ケア施設に住む高齢者の死亡率は30％近くになるという。

この時に依頼された新規のご活用者様は緩和ケア病棟に入る予定だったが、免疫力の低下もあり、個室でのすぐの入院ができず。在宅看護で入院できるまで訪問させていただくことに。担当スタッフたちとも、すでにご活用者様が強い不安を感じているので安心感と安全な在宅生活が送れるように尽力したいとミーティング。ご活用者様が不安を感じることなく病院にシフトできるように橋渡しとなりたい。

4月の後半ごろから5月にかけてとても感謝する出来事も起き始めた。

ご活用者様やLEと関連する企業様より貴重なマスクやアルコール消毒液を提供していただいた。ご活用者様にとっても数少ない貴重なマスク。『いつもありがとうございます。ほんの少しですが役立ててください』『これを困っている他の方にも差し上げてください』というメモと共に。感動で、それまでピリピリしていたスタッフの気持ちが逆に奮い立っていくのを感じた。医療介護専門職だけでなく、ご活用者様や企業が一丸となって地域でコロナを乗り越えようとしているのだと。

5月に入り、コロナ感染から回復フェーズに移行してくる。

これからは今までと違った考察が必要だ。それはコロナ回復をされた方々にどう関わるか。多くの方は後遺症無く復帰できるとのことだが、一部の重症化した方々などは重い後遺症をもって地域に戻って来られるからだ。

地域で活動するにあたって、このように先を予想しながら動かねば、対応は当然後手に回る。ニュースや統計には目を通しておくことが大切だ。

**東京都の感染者、回復している人、死者の数**

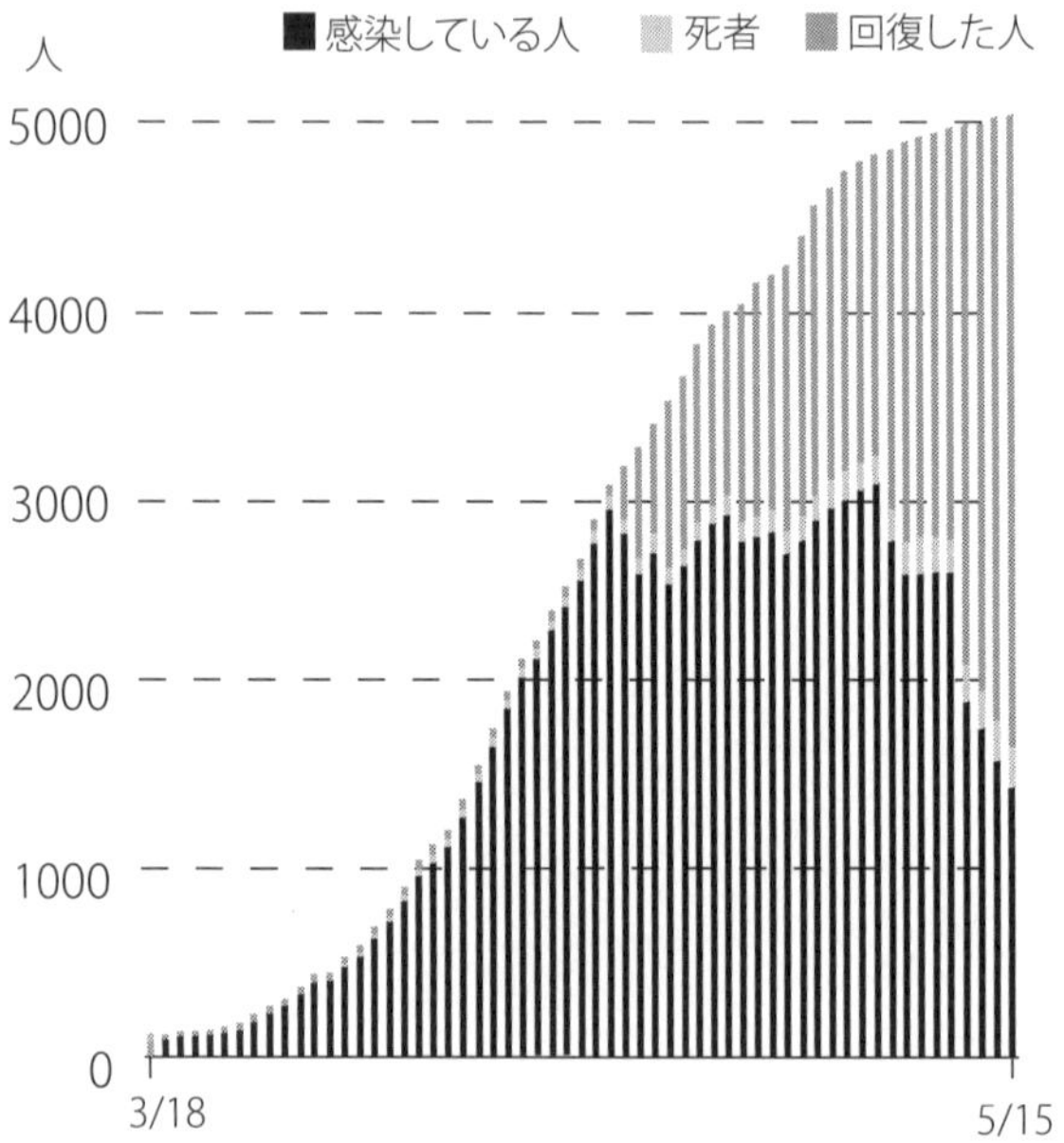


5月中旬以降、コロナの1日当たりの新規感染者数は減少してきている。しかし世界的にいえばまだ終息の見通しがつかない状態になっている。WHOは新型コロナウィルスはこのまま消滅しないかもしれないと警告をした。日本でも今後、第二波も来ると推測され、Withコロナという言葉も生まれている。

ソーシャルディスタンス、不要な人との接触は避けなくてはいけないとされ、スーパーでも仕切りができたり、テレビ番組でも集まっての収録が消えたにもかかわらず、私たちの仕事は近距離で面と向かう仕事だ。ご活用者様もスタッフもお互いリスクを抱えた上でケアを共有する。ご活用者様にも大きなストレスはかかっているだろう。特にご高齢であったり、ステロイド系の内服が多い方はより感染リスクが高くなる。しかし訪問させて頂けているということは、ご活用者様にとって訪問が無ければもっと大きなリスク（疾患の増悪、廃用症候群等）を抱えており、専門職が来なくなると在宅生活が困難になるからに違いない。またこういう時だからこそ、医療専門職が伺い、全身状態を評価することで何か疾患の早期発見が可能と期待して頂けているからではないだろうか。先に述べたように自粛に伴い、社会的孤立状態の方はリスク以上に私たちが伺って一緒に会話をすることに安堵してくださっているのかもしれない。実際にそのような声もいただいている。リスクのみで訪問しないという選択肢では救える命も救えなくなってしまう。

ではコロナ禍の中、予定通り訪問しているご活用者様は、接触を避けるようにという世論の中、どう感じていただけているのか。

実際にスタッフがいただいた言葉。

「こんな時にこそ、来てもらわないとね」
「病院に行けないから来てくれると安心します」
「外は危ないのに来てくれて逆にありがとう」
「(外出自粛して家族としか接していないので) こうやって来てくれて誰かと話ができるだけでもすごく嬉しいわ」
「うちの子、○○さんが来てくれると遊んでもらえると思って喜んでるの」

このようにご活用者様の生活・生命の要素になれることは、私たち地域専門の存在意義以外のなにものでもない。戴いた温かい感謝の言葉に支えられ、また訪問に出ていけるエネルギーにもなっている。テレビやニュースで、医療者に対する差別があると聞いた事はある。しかし、その10倍、100倍は感謝を戴いているので、改めて訪問するという実行力は大事だと感じる。

スタッフもこの数か月、ストレスが溜まっていた。標準感染予防策の徹底といえど、感染のリスクはゼロではないのだから。自身の感染のリスクだけではない。ご活用者様へ感染させてしまわないかのリスクもだ。逆にこの両方のリスクを意識できていなければ医療のプロとしては失格であると思う。子供のいるスタッフも託児所の関係で非常に厳しい時間管理の中で勤務を要求される。季節性の繁忙期などとは全く違った疲弊感を現場で感じた。しかし、LEのスタッフはみんな自粛休職を名乗り出ることもなく訪問を続けてくれた。

以下は現場で訪問してくれたLE訪問看護ステーションのスタッフたちの声だ。

コロナ禍の中、感染するさせるリスクの中、なぜ訪問したのか。

「誰かが看なきゃいけないし、相手が待っていたら行っちゃいますしねー。医療職だと、病気の人や困っている人がいたら行くのだと思います。それが自分たちの存在意義な気もします。自分で感染対策できるところはちゃんとして、目の前の起きている症状をちゃんとアセスメントして、漠然とした恐怖に惑わされないようにしています。自己犠牲という想いもないですし、なんだろ。目の前の人の役に立ちたい、救いたいという想いで、それに応えることでやりがいを感じているのですかね。」

「医療職をしている限り、常にあらゆる感染リスクがあります。正直今回のコロナにしても感染リスク管理をするってことには変わりないし、怖くないと言えば嘘ですけど、行くのが当たり前って意識でした。だからむしろ行かないってことを考えなかったというか…（笑）。」

「医療者と一般職の人達とは根底の疫学とか感染予防知識の量に大きな差があるのだと思います。感染に対して『押さえるべきところ』をもう無意識レベルで染み馴染んで理解しているから、街中や一般職の方が持つような漠然とした恐怖感はないのかもしれません。」

つまりは地域専門職としてのプロ意識と自分たちがこの道を選んだ根底の想いが身体を突き動かすのだ。

地域医療に携わる訪問看護ステーションとしてスタッフの安全に最大限配慮しながら、病に苦しむ方、生活に制限が生じている方のために、一人でも多くの方にＬＥの訪問看護、リハビリを届けて安心した生活ができるサポートをしていく必要がある。

地域で私たちが正しい知識をブラッシュアップしながら学び活動することで、病院医療の破綻を防げることにもつながると考える。そしてＬＥのドミナントで出店する強みが活き、店舗間の非常に強い連携にてご活用者様の訪問を続けることができている。

メディアで伝えられている事よりも、私たち地域専門職の方が現場にいるから正しい情報を伝えられるはずだ。１つのネガティブが出たとしても、10のポジティブじゃないけど、これらのような前向きな事実も沢山伝えていくことができればまた、日本中の医療や介護に対する印象も変わるはず。

ある有名な往診の医師がＳＮＳで「新型コロナとの戦いの最前線は病院ではない。病院は最後の砦。」という言葉を発信されていた。「最前線は地域」であるという。ケアの現場が突破されることは医療機関に大勢の患者が運ばれ、機能が崩壊することに同義だと。

この言葉は非常に衝撃的な気付きだった。今まではどちらかというと逆で病院からあふれた方々が地域に増えてきて、そのニーズに多く対応していくのが役割と感じていた。しかし、視点を一つ買えれば地域医療が最前線。地域から感染者はもちろん、あらゆる疾患の重症化を予防し、治療し、病院の医療機能を停止させないための最前線であると。

今回の新型コロナに限った話ではなく、今後また新しい感染症の蔓延が発生した時に、この数か月の地域の動きや行動した貴重な記録は、実施して良かったこと、次回の改善点として活かしていきたい。

私たちの理念のひとつでもある「住み慣れた家で最後まで暮らせるまちづくり」。

そのために医療と介護を困っている方々へ届ける。

それがＬＥの使命です。

# 執筆者一覧

鳥内亮平　LE在宅・施設 訪問看護リハビリステーション ジェネラルマネージャー
田村佳祐　LE在宅・施設 訪問看護リハビリステーション 池袋支店責任者
三鴨和也　LE在宅・施設 訪問看護リハビリステーション 吉祥寺支店責任者
笹原一馬　LE在宅・施設 訪問看護リハビリステーション 経堂支店責任者
井上友博　LE在宅・施設 訪問看護リハビリステーション 御茶ノ水支店
皆川日和　LE在宅・施設 訪問看護リハビリステーション 千鳥町支店
楮畑光平　LE在宅・施設 訪問看護リハビリステーション 大井町支店
齋藤隼人　LE在宅・施設 訪問看護リハビリステーション 新宿WEST支店 管理栄養士
渡邉裕司　ケアネット徳洲会　ふるーる訪問看護武蔵野　所長
森本智幸
田邉ゆかり
小山翔平
松葉正太郎
協力：株式会社Moff

# おわりに

私たち、LE在宅・施設 訪問看護リハビリステーションは『最後まで住み慣れた街で過ごせるまちづくり』を目指して、看護師、理学療法士、作業療法士、言語聴覚士、管理栄養士、ケアマネージャー、福祉用具相談員、美容師が在籍して、日々ご活用者様のご自宅へ訪問しています。各専門職がそれぞれの現場で専門性を活かして共通の理念のもと活動しています。私たちの会社では地域で活躍できるジェネラリスト育成をモットーに病院では経験できない地域におけるマネジメント能力の開発にも力を入れています。興味を持っていただいた方はぜひ『LE訪問』で検索してください。

私は学校の地域看護学やリハビリの講義に登壇させていただくこともあるのですが、私たちの活動状況や仕事内容を発表すると驚かれる学生さんが非常に多いです。どうやら学生さんたちがイメージしていた訪問看護・リハビリとはだいぶ印象が違うようです。ご活用者様の年齢層も0歳から100歳以上と幅広いです。医療機器の発達や小型化によって在宅で医療ケアを続けられる方も増えてきており、最近は様々な理由で早期退院される方も多く、在宅復帰後も頻回のリハビリが必要な方も増えてきている印象があります。在宅医療は病院と異なり退院日という明確な期間がなく、結果も見づらい部分があります。またオペ後のプロトコールのようなものも存在しないため、専門職としての柔軟性や想像力を非常に求められます。だからこそ地域包括ケアシステムの概念のもとご活用者様を真ん中にし、多職種できちんと連携を取り、目標と目的を明確にして課題解決していくことが大切なのです。在宅医療はこのケースはこれが正解という答えこそありませんが、その方々にとっての最善を追究してリハビリを展開していく、とてもアツい、やりがいのある分野だと思います。

また最近、採用の面接をしていてふと気が付いたことがあります。それは新卒の応募者が年々増えてきていることです。1983年に訪問看護が法的に成立し、2000年の介護保険法の施行を考えると、おそらく祖父母の方が訪問看護を受けていたのを近くで観ていたという学生さんが増えてきたのかなと思います。ひと昔前までファーストキャリアを在宅でと考えてくれる学生はほぼ皆無であったので、在宅に興味をもって、一歩踏み出してくれる学生さんが増えてきたことはとても嬉しいことです。

LEでは定期的に開催している各種イベントをはじめ、この書籍のようにまだ在宅医療に触れていない方へ「訪問って実は今こうなんだよ!」ということをアピールしてく啓発的な活動にも力を入れています。「在宅はベテランがやるところでしょ?」。そんなイメージを私たちの世代でどんどん変えていきたいと考えています。

在宅での実習が学生さんの必修科目になるにあたって、まだまだ、教科書的な情報しかない環境に対して、この本がみなさんの「あたらしい気づきの連続」になり、「リアルな現場のイメージ」を形づくり、実習を進めていく際に常に傍らに置いてもらえる存在になってもらえたら作者一同、こんなに嬉しいことはありません。ぜひ活かして用いてもらえたら幸いです。

2020年10月

LE 在宅・施設 訪問看護リハビリステーション 鳥内亮平
執筆者一同

装幀：梅村昇史
本文デザイン：中島啓子

理学療法士・作業療法士・言語聴覚士等のための

# 在宅リハビリ実務テキスト

**"訪問"に際する諸問題への対策・心得**

2020年11月20日　初版第1刷発行

著　　者　LE在宅・施設 訪問看護リハビリステーション
発 行 者　東口 敏郎
発 行 所　株式会社ＢＡＢジャパン
〒151-0073 東京都渋谷区笹塚1-30-11 4・5F
TEL　03-3469-0135　FAX　03-3469-0162
URL　http://www.bab.co.jp/
E-mail　shop@bab.co.jp
郵便振替 00140-7-116767
印刷・製本　中央精版印刷株式会社

ISBN978-4-8142-0351-2　C2077

BOOK Collection

BOOK　家族でできる“在宅”のための言語聴覚療法

# “言葉と飲み込み” リハビリ全集

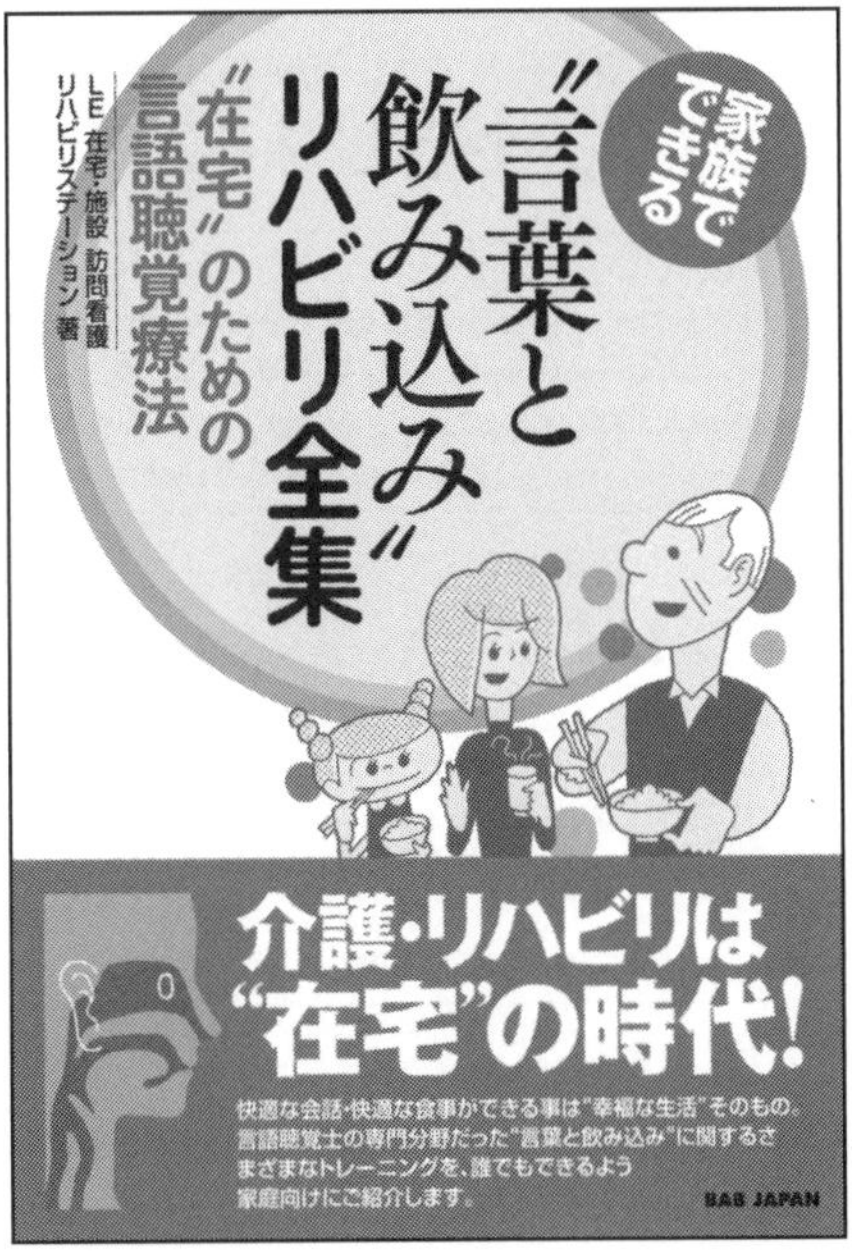


**介護・リハビリは“在宅”の時代! 誤嚥（ごえん）は命に関わります!**

快適な会話・快適な食事ができる事は“幸福な生活”そのもの。言語聴覚士の専門分野だった“言葉と飲み込み”に関するさまざまなトレーニングを、誰でもできるよう家庭向けにご紹介します。飲み込む力を養う事で、「誤嚥性肺炎」などの事故は防ぐ事ができます。専門の言語聴覚士が紹介するトレーニングを、ぜひ活用下さい!

■ LE 在宅・施設 訪問看護リハビリステーション 著
■A5判　■168頁　■本体1,500円+税